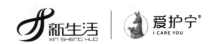

爱护宁职业培训系列教材

基础照护知识与技能

爱护宁职业技能培训学校教研组　编

U0226426

经济管理出版社
ECONOMY & MANAGEMENT PUBLISHING HOUSE

图书在版编目（CIP）数据

基础照护知识与技能/爱护宁职业技能培训学校教研组编 . —北京：经济管理出版社，2023.5

ISBN 978-7-5096-9013-0

Ⅰ.①基…　Ⅱ.①爱…　Ⅲ.①护理学—职业培训—教材　Ⅳ.①R47

中国国家版本馆 CIP 数据核字（2023）第 086264 号

组稿编辑：高　娅
责任编辑：高　娅　王玉林
责任印制：张莉琼
责任校对：陈　颖

出版发行：经济管理出版社
　　　　　（北京市海淀区北蜂窝 8 号中雅大厦 A 座 11 层　100038）
网　　址：www. E-mp. com. cn
电　　话：（010）51915602
印　　刷：唐山玺诚印务有限公司
经　　销：新华书店
开　　本：720mm×1000mm/16
印　　张：13.5
字　　数：221 千字
版　　次：2023 年 7 月第 1 版　　2023 年 7 月第 1 次印刷
书　　号：ISBN 978-7-5096-9013-0
定　　价：88.00 元

爱护宁职业培训系列教材

总策划：黄水莲

总主编：李新萍

主　编：江锦芳　蒋争艳

编　委：（按姓氏笔画排序）

　　　　李新萍　江锦芳　余宁先　张燕燕

　　　　庞　群　黄水莲　蒋争艳　谭英葵

顾　问：梁云志

前　言

据人力资源和社会保障部不完全统计，我国失能失智老人约4000万，各类残疾人总数达8500万，而2020年人均预期寿命提高至77.9岁。这组数字背后，意味着巨大的健康照护需求。第七次全国人口普查显示，目前，我国有育龄妇女3亿多人，每年能够保持1000多万个新生儿规模。如何满足这"一老一小"的长期照护需求，使他们保持最好的功能状态，生活得更有尊严，是各级医养机构亟待解决的问题。在长期照护过程中，护理和照护服务是最重要的组成部分，一本专而精的实用指导手册不仅适用于照护人员，也是老年人及家庭照护者的必备。

广西新生活医养健康服务股份有限公司成立于2002年，作为一家专业照护领域的公司，在照护服务产业深耕多年，深知教育培训这一环节对提高照护师素质，提升照护服务质量的基础性、决定性作用，下大力气从编印一套照护师培训系列教材入手，率先走专业化培训、标准化照护和规范化管理的路子，解决照护服务技能水平与市场需求之间的矛盾。在深刻总结多年照护服务管理经验和深入照护一线再调研的基础上，广西新生活医养健康服务股份有限公司下属的爱护宁职业技能培训学校与高等院校和医院携手，邀请组织一批优秀的专业人员，全力密织一张完整的照护知识网络。其中，基本技能作为一项重要内容，是保证患者安全和服务质量的关键一环，也是当前照护队伍最迫切需要加强和提高的"看家本领"，在编印序列中应当优先安排，因此，基本技能教材得以集中力量首先完成。

本书内容科学合理、通俗易懂、图文并茂，实用性及指导性强，适合照护人员在照护工作中参考，并可作为医院及家庭照护人员培训教材使用。

本书在编印过程中除书后所附参考文献外，还参考和借鉴了其他相关教材和

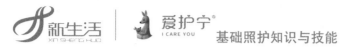

文献，在此不一一列举，一并向著作权人表示感谢！本书的编者均来自工作在高等院校和医院一线的护理专家，在此一并表示诚挚的谢意！

由于编写时间紧迫，若有遗漏或不足之处，敬请护理同人、专家、读者不吝赐教！

爱护宁学校教研组

2023 年 5 月 6 日

目　录

第一部分

通用基础知识

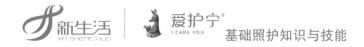

第二部分

照护基础知识

第三部分

照护基本技术应用

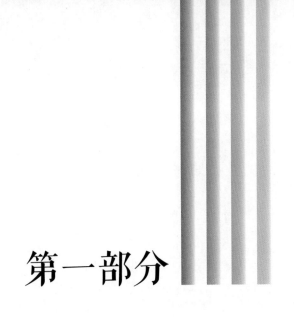

第一部分

通用基础知识

第一章 职业认知

第一节 关于健康照护师

一、职业定义和主要工作任务

健康照护师是中华人民共和国人力资源和社会保障部与国家市场监督管理总局、国家统计局于 2020 年 2 月 25 日联合向社会发布的 16 个新职业之一。

健康照护师是指运用基本医学护理知识与技能，在家庭、医院、社区等场所，为照护对象提供健康照护及生活照料的人员。健康照护师主要是面向老年人、孕产妇、婴幼儿和患者提供生活照料、预防保健、营养改善、康复护理、心理慰藉等服务，在市场上非常具有竞争力。与其相关的职业有：育婴员、养老护理员、家政服务员、健康管理师。健康照护师优化集成了以上四种职业的主要职能，是一种具备健康照护综合能力的新职业（见图 1-1）。

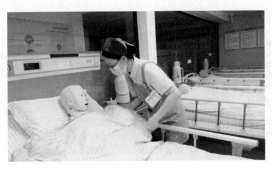

图 1-1　健康照护师

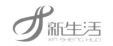 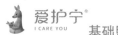
二、职业价值

【对个人价值】新的职业选择，社会地位更高，职业荣誉感更强。掌握基本的医学护理、健康教育、生活照料等知识技能，形成复合型人才竞争壁垒，具备健康照护服务管理中心的后台支持系统，拥有良好的就业岗位推荐机会、薪资前景、职业上升通道。健康照护师将成为一种持续成长型、受人尊重和社会欢迎的新职业。

【对机构价值】健康照护师经过系统培训，具备良好的医疗护理和生活照料技能，节约了机构的培训费用，提升了照护服务水平，提升健康照护人才职业美誉度，更好地满足市场标准化、多样化、差异化和个性化需求，解决照护机构人才短缺、招工难和流动性大的问题，提升机构竞争力和经济效益。

【对社会价值】解决了"一老一小"等照护难题，健康照护服务管理中心可对健康照护师的服务进行有效监管，方便鉴别服务优劣，保障了服务水平；解决就业结构性矛盾，有效促进就业，提升从业人员收入水平，实现"一人就业全家脱贫"；健康照护师提供的居家、社区医养结合的优质服务，贯彻预防为主的方针，减少慢性病患者和康复治疗人员频繁入院现象，节约医疗资源，减轻医保经费压力和家庭支出；落实健康预防理念，提升人民健康生活水平，促进家庭和谐幸福。

——人社部网站 2021 年 4 月 21 日发布的《新职业——健康照护师就业景气现状分析报告》

其中，"一老一小"服务对象如图 1-2 所示。

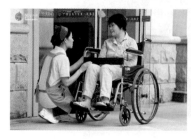 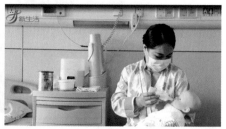

图 1-2 "一老一小"服务对象

三、未来市场需求

从服务群体角度分析市场需求。我国家庭平均规模逐渐小型化，传统家庭照护方式难以为继，大量老年人、孕产妇、婴幼儿、残障者等群体，迫切需要社会化、专业化的照护服务。从人才供需矛盾分析市场需求。我国"一老一少"健康照护人员缺口大，成为千万家庭痛点。养老、孕婴、住院期间患者照护等领域普遍存在从业人员短缺、专业化水平偏低、服务质量不稳定、服务缺乏监管等问题，尚不能满足人民群众日益增长的服务需求。根据国家统计局发布的数据，2019 年我国人均 GDP 首次突破 1 万美元大关，从经济及收入支撑分析市场需求分析，已经达到中等偏上收入国家水平，居民消费将从生存型向发展型转变，对健康的诉求更加凸显。

健康照护师这一新职业主要是面向老年人、孕产妇、婴幼儿和患者，提供生活照料、预防保健、营养改善、康复护理、心理慰藉等服务，在市场上非常具有竞争力。它为破解家政服务行业结构性矛盾、化解"有老有小"家庭健康照护难题带来希望，必将成为新兴热门职业，市场需求量和从业数量将呈现井喷式增长。从服务群体、经济收入支撑、人才供给现状等角度来看，健康照护师市场需求巨大，发展前景广阔。据有关数据预测，未来 5 年我国健康照护师市场需求量将在 500 万人以上。

——人社部网站 2021 年 4 月 21 日发布的《新职业——健康照护师就业景气现状分析报告》

第二节　从业要求

一、熟悉医院环境

（一）认识医院

（1）医院医疗部分包括门诊部、住院部等（见图 1-3、图 1-4）。

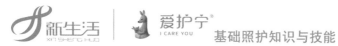
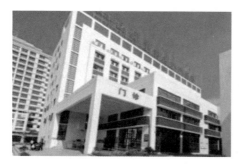

图 1-3　门诊部

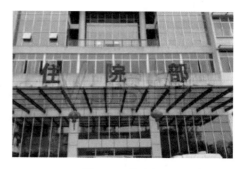

图 1-4　住院部

（2）医院医技部分包括手术室、放射科、理疗科、检验科、病理科、血库、药剂科、消毒供应室、B 超室、心电图室等（部分见图 1-5 至图 1-8）。

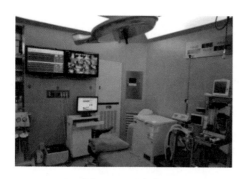

图 1-5　手术室

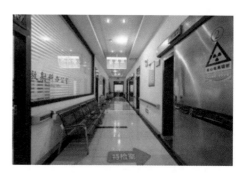

图 1-6　放射科

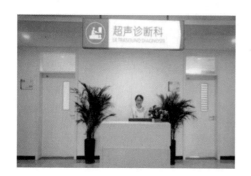

图 1-7　超声科

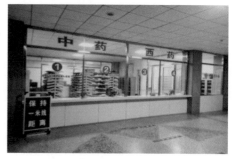

图 1-8　药剂科

（3）医院行政后勤部分包括行政办公区、后勤办公区、食堂、超市等（部分见图 1-9 至图 1-11）。

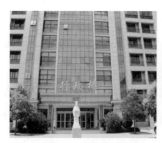
图 1-9 行政楼

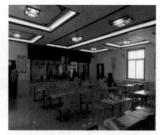
图 1-10 营养食堂

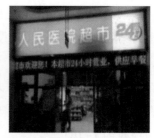
图 1-11 医院超市

（二）认识病房

（1）病房：患者住院日常起居所在的房间（见图1-12）。

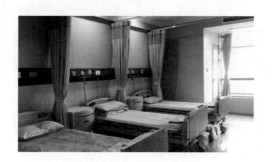

图 1-12 病房

（2）护士站：一般设在科室的适中位置，便于护士观察各病房患者的活动情况，缩短往返病房的距离。护士站除一般办公室、护理用品外，设有中央呼叫系统，可以实现和患者的通话联系（见图1-13）。

（3）医生办公室：医生在此接待患者、交代病情，处理日常医嘱，与辅助科室沟通等（见图1-14）。

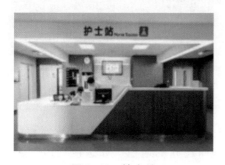
图 1-13 护士站

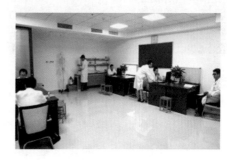
图 1-14 医生办公室

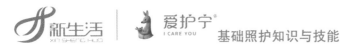
（4）治疗室：护士进行治疗准备、药液配置的专用工作室。室内分清洁区和污染区，设有空气消毒设备和各种专用操作台、柜，护理器材、用具等（见图1-15）。

（5）换药室：是医务人员为进行临床换药处置准备与操作的工作室，除备有换药器械、敷料外，还备有洗手池、空气消毒器或紫外线灯、医疗垃圾桶等设施（见图1-16）。

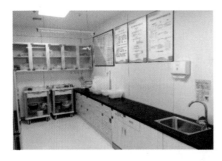
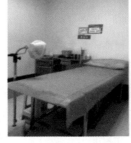
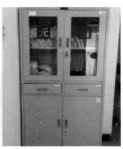

图1-15　治疗室　　　　　　　　　　　图1-16　换药室

（6）处置室：用后物品处理的工作室，也是存放和中转病区污染物品的主要场所，如医用垃圾桶等（见图1-17）。

（7）开水间：提供热水（见图1-18）。

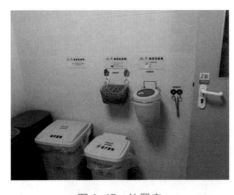
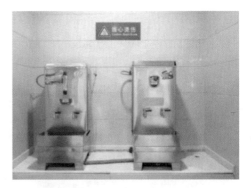

图1-17　处置室　　　　　　　　　　　图1-18　开水间

（三）认识标识

（1）指引标识：指引患者就诊、检查的路线标识（见图1-19）。

（2）专用通道：专为某一类人群或事物而建立的通道，如绿色通道、送药专用电梯、无障碍通道等（见图1-20）。

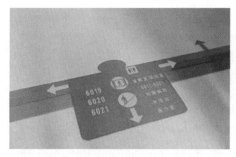

图 1-19 指引标识

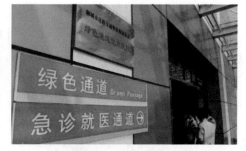

图 1-20 专用通道

（3）医院常见的警告标识：

1）电离辐射标识：常见于放射科和核医学科，电离辐射可造成细胞的损伤，当提示灯亮起时，应远离电离辐射区（见图 1-21）。

2）生物危害标识：提醒存在病原微生物泄漏的危险，请不要触碰或逗留（见图 1-22）。

3）强磁场标识：磁共振检查是没有电离辐射的，因此不用担心辐射危险，但是内有强磁场，检查或陪伴进入时，切勿携带金属进入。要注意：①进检查室前必须取下患者身上所有的金属物品，如手机、假牙、项链、手表、眼镜等；②如果陪伴进入，自己身上所有的金属物品也要取下；③不可以穿带有金属的内衣（如有钢圈的文胸）；④千万不能推轮椅、平车进去，即使是在检查待机状态也不可以（见图 1-23）。

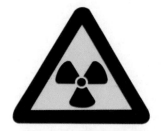

图 1-21 电离辐射标识

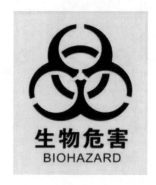

图 1-22 生物危害标识

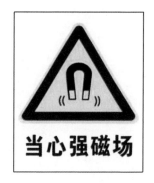

图 1-23 强磁场标识

（4）医院住院患者的标识：

1）手腕带：身份标识，通常佩戴在手腕上，主要用于患者流动过程中能被

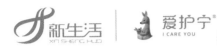
正确识别（如加床、转床、手术、外出检查等）（见图 1-24）。

2）床头卡：用于医护人员进行各种操作及治疗护理时进行查对的一种重要标识（见图 1-25）。

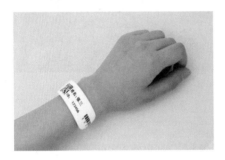

图 1-24　手腕带

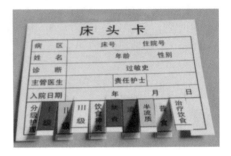

图 1-25　床头卡

二、了解服务对象

（一）认识人体生理结构

1. 人体结构示意

人体结构如图 1-26 所示。

图 1-26　人体结构示意

2. 人体九大系统分类

人体九大系统包括运动系统、呼吸系统、循环系统、消化系统、泌尿系统、内分泌系统、神经系统、生殖系统、免疫系统（见图1-27）。

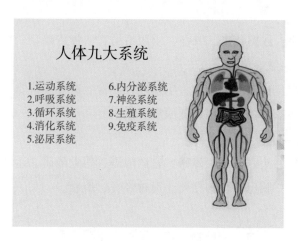

图 1-27 人体九大系统

（1）运动系统。

1）常见症状：疼痛、畸形、活动障碍。

2）常发疾病：骨折、关节脱位、软组织损伤、骨髓炎。

（2）呼吸系统。

1）常见症状：咳嗽、咳痰、呼吸困难、胸痛、咯血。

2）常发疾病：急性上呼吸道感染、支气管炎、肺炎、慢性阻塞性肺疾病、肺结核、肺癌。

（3）循环系统。

1）常见症状：心悸、胸痛、心源性呼吸困难、心源性水肿、心源性晕厥。

2）常发疾病：心律失常、风湿性心脏病、冠心病、病毒性心肌炎、心力衰竭、原发性高血压。

（4）消化系统。

1）常见症状：恶心呕吐、呕血与黑便、腹痛腹胀、嗳气反酸、腹泻、便秘等。

2）常发疾病：胃炎、消化性溃疡、胆结石、肝炎、肝癌、胰腺炎、肠梗阻。

（5）泌尿系统。

1）常见症状：尿路刺激征、肾源性水肿、肾区痛、尿色或尿量异常、肾性高血压。

2）常发疾病：尿路感染、肾炎、泌尿系结石、肾衰竭。

（6）内分泌系统。

1）常见症状：身体外形改变、生殖发育异常、进食或营养异常。

2）常发疾病：甲状腺疾病、糖尿病、痛风。

（7）神经系统。

1）常见症状：头痛、意识障碍、言语障碍、感觉障碍、运动障碍。

2）常发疾病：脑出血、脑梗死、面神经炎、癫痫。

（8）生殖系统。

1）常见症状：出血、分泌物异常、肿块、不孕不育。

2）常发疾病：前列腺增生、子宫肌瘤、宫颈癌、卵巢囊肿。

（9）免疫系统。

1）常见症状：关节炎、关节肌肉疼痛、贫血、炎症、发烧、疲惫乏力。

2）常发疾病：类风湿性关节炎、强直性脊柱炎、系统性红斑狼疮、干燥综合征。

（二）生命体征观察与测量

1. 体温

体温是人体产热与散热平衡的动态反映。体温计分水银体温计、电子体温计、红外线体温计。

水银体温计测量方法有口温、腋温及肛温，常用腋温测量如图1-28所示。

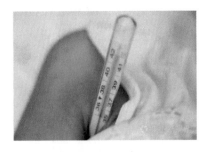

图1-28　测量腋温

（1）正常腋温：36.0℃~37.0℃。

（2）异常腋温：①低热为腋温37.3℃~38.0℃；②中等热为腋温38.0℃~39.0℃；③高热为腋温39.0℃~40.0℃；④超高热为腋温>40.0℃。

（3）腋温的测量方法：①擦干腋下汗液（需要时），检查体温计是否在35.0℃以下；②将体温计水银端放在腋窝正中并贴紧皮肤，确保体温计与皮肤紧密接触；③协助患者屈臂过胸夹紧，测量时间为 10 分钟；④测量结束后一手拿住体温计尾部，即远离水银柱的一端，视线与体温计保持在一个水平，慢慢转动体温计，找到水银柱所在位置，读取度数；⑤读取后将体温计甩至 35.0℃ 以下，并将体温计进行消毒。

测体温流程如图 1-29 所示。

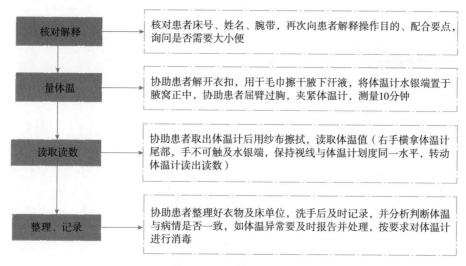

图 1-29　测体温流程图

2. 脉搏/心率

在每个心动周期中，由于心脏的收缩和舒张，动脉内的压力和容积也发生周期行动变化，导致动脉管壁产生有节律的搏动，称为动脉脉搏，简称脉搏。每分钟脉搏搏动的次数为脉率。正常成人安静状态下脉率和心率是一致的。

（1）正常值：成人安静状态下的脉率为 60~100 次/分。

（2）速脉：成人安静状态下的脉率超过 100 次/分。

（3）缓脉：成人安静状态下的脉率低于 60 次/分。

（4）测量方法（见图 1-30）：①将患者手臂放于舒适位置，腕部伸展；②操作者用食指、中指、无名指端按压在桡动脉表面；③测量 30 秒×2，得结果，即是每分钟脉搏的次数，如果脉搏跳动不规律，需测量一分钟。

测脉搏流程如图 1-31 所示。

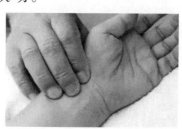

图 1-30　测量脉搏

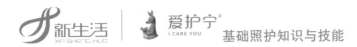

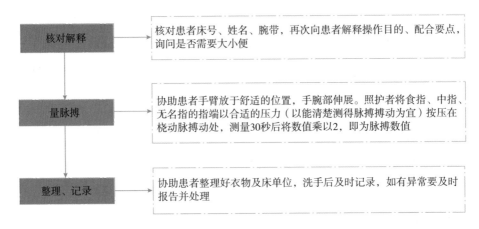

图 1-31　测脉搏流程图

3. 呼吸

人体在新陈代谢过程中，从外环境中吸取氧气，并把自身产生的二氧化碳排出体外，人体与环境之间进行气体交换的过程，称为呼吸。

（1）正常呼吸：正常成人在安静状态下的呼吸频率为 16~20 次/分。

（2）异常呼吸：①呼吸过速，即成人在安静状态下的呼吸频率>24 次/分；②呼吸过缓，即成人在安静状态下的呼吸频率<12 次/分。

测呼吸流程如图 1-32 所示。

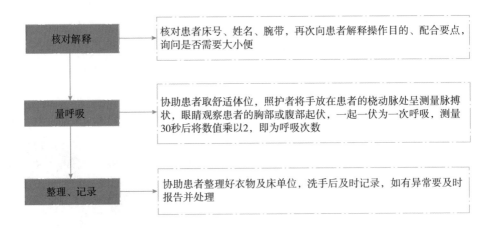

图 1-32　测呼吸流程图

4. 血压

血压是血液在血管内流动时对血管壁的侧压力，一般指动脉血压。一般分为舒张压和收缩压。

（1）正常血压范围：在安静状态下，正常成人的收缩压为 90~139mmHg，舒张压为 60~89mmHg。

（2）异常血压：①高血压，即未服用抗高血压药物情况下，成人收缩压≥140mmHg 和（或）舒张压≥90mmHg；②低血压，即收缩压<90mmHg，舒张压<60mmHg。

（3）测量方法（以臂式电子血压计为例）（见图 1-33）：①将袖带平整地缠绕于上臂中部（不能缠在肘关节部）；②袖带的下缘距肘窝约 2~3 厘米；③袖带卷的松紧以可入一指为宜；④按"开始"键测量后读取数据。

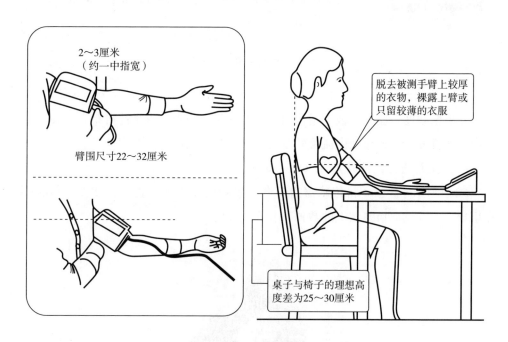

图 1-33 测量血压

测电子血压流程如图 1-34 所示。

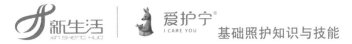

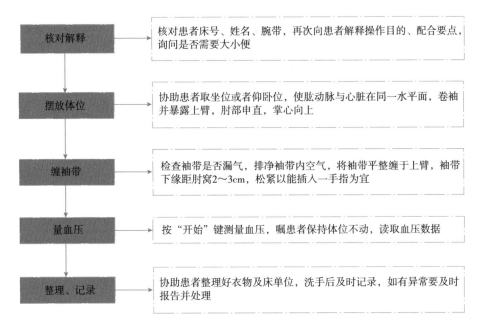

核对解释	→	核对患者床号、姓名、腕带，再次向患者解释操作目的、配合要点，询问是否需要大小便
摆放体位	→	协助患者取坐位或者仰卧位，使肱动脉与心脏在同一水平面，卷袖并暴露上臂，肘部申直，掌心向上
缠袖带	→	检查袖带是否漏气，排净袖带内空气，将袖带平整缠于上臂，袖带下缘距肘窝2～3cm，松紧以能插入一手指为宜
量血压	→	按"开始"键测量血压，嘱患者保持体位不动，读取血压数据
整理、记录	→	协助患者整理好衣物及床单位，洗手后及时记录，如有异常要及时报告并处理

图 1-34　测电子血压流程图

5. 血氧饱和度

血氧饱和度是血液中被氧结合的氧合血红蛋白的容量占全部可结合的血红蛋白容量的百分比，即血液中血氧的浓度，它是呼吸循环的重要生理参数。

（1）正常值：正常成人为 96%～100%。

（2）测量方法：①将传感器指套套在患者的食指或中指上；②保持传感器在甲床上；③读取血氧仪上的数据（见图 1-35）。

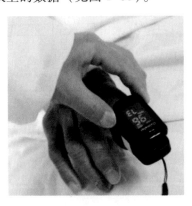

图 1-35　测量血氧饱和度

（三）了解患者家属的需求

（1）照护师不仅要了解服务对象的身心特点，对家属的需求及心态的把握也很重要，这有利于构建良好的服务关系，有效提高服务质量。

（2）温馨提示：对特殊服务对象，照护上要有侧重点。例如，对长期卧床者应注意皮肤护理；对老年痴呆者要注意防走失；对女性患者尽量安排女性照护师；对烦躁、偏瘫、神志不清的患者要注意防跌倒、防坠床等（见图1-36）。

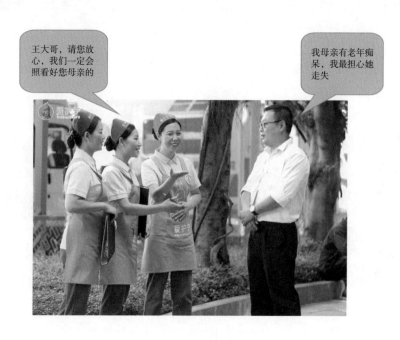

图1-36　与家属沟通

三、认识护理用品

（一）床及床上用品

（1）床单位（见图1-37）：病床及周边相关设施的总称。包括床以及床上的用品（床垫、床褥、枕芯、被芯、大单、被套、枕套等）、床旁的床头桌和椅子，还有墙壁上的设备带（见图1-38）。

（2）护理床：是根据患者的卧床生活习惯和治疗需要而设计，有多项护理功能和操作按钮（见图1-39）。

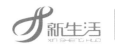 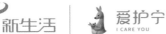
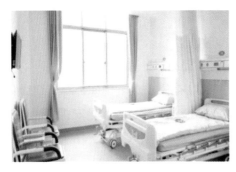

图1-37 床单位

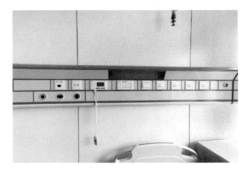

图1-38 设备带

（3）呼叫铃：是医护人员与患者之间的通信设备，方便患者及时与医护人员沟通（见图1-40）。

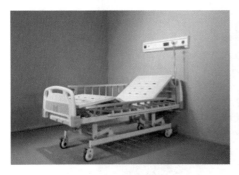

图1-39 护理床

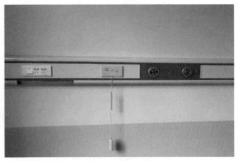

图1-40 呼叫铃

（二）医疗护理设备及用品

（1）氧气及其装置：通过吸入氧气提高患者血氧含量及动脉血氧饱和度，纠正缺氧，促进组织的新陈代谢，维持机体生命活动（见图1-41）。

（2）心电监护仪：用于监护患者的心率、血压、心电图、血氧饱和度、呼吸、体温等生理参数，为医生护士提供应急处理和进行治疗的依据（见图1-42）。

（3）输液器：用于静脉输液，一般由针头、针头护帽、输液软管、过滤器、流速调节器、滴壶、瓶塞穿刺器等连接组成（见图1-43）。

（4）护理车（见图1-44）。

（5）治疗车（见图1-45）。

（6）平车（见图1-46）。

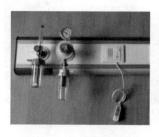

图 1-41 氧气装置

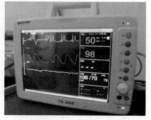

图 1-42 心电监护仪

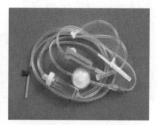

图 1-43 输液器

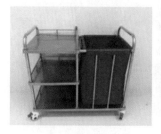

图 1-44 护理车

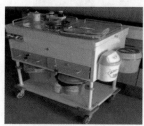

图 1-45 治疗车

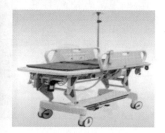

图 1-46 平车

（三）协助行走用品

协助行走用品如图 1-47 至图 1-49 所示。

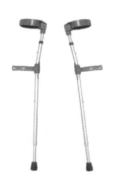

图 1-47 拐杖

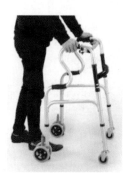

图 1-48 助行器

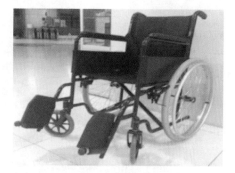

图 1-49 轮椅

（四）清洁卫生用品

清洁卫生用品如图 1-50 至图 1-55 所示。

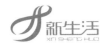

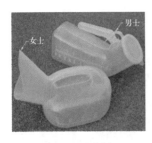

图 1-50　尿壶

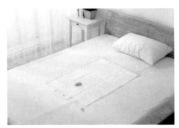

图 1-51　护理垫

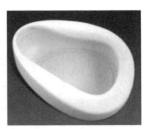

图 1-52　便盆

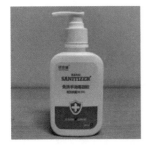

图 1-53　速干手消液

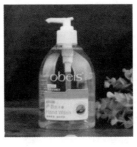

图 1-54　洗手液

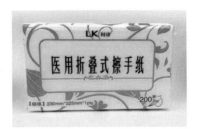

图 1-55　擦手纸

（五）个人防护用品

个人防护用品如图 1-56 至图 1-62 所示。

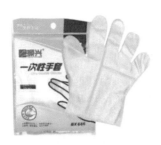

图 1-56　一次性薄膜手套

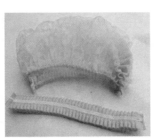

图 1-57　一次性帽子

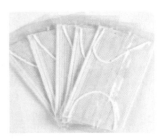

图 1-58　一次性口罩

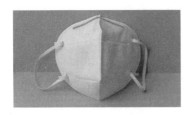

图 1-59　N95 口罩

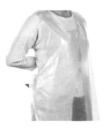

图 1-60　一次性医用围裙

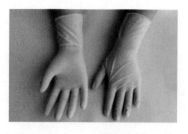

图1-61　一次性医用橡胶手套

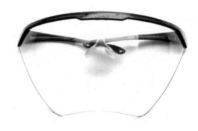

图1-62　一次性防护面屏/护目镜

第三节　职业守则

一、照护师应掌握的职业素养

（一）思想品德

（1）责任心：是指对工作主动负责、敢于承担的态度。照护工作和患者生命安全关系密切，一定要具有高度的责任心才能干好。

（2）自律：专业词叫"慎独"，是指在无人监督的情况下能不折不扣地工作，遵守道德准则，做到言行一致，人前人后一个样。一心为患者着想，把为患者服务作为准则，积极进取，刻苦钻研，努力学习和掌握工作技能，不断提高为患者照护的质量。

（3）工作作风：照护工作需要热情主动、认真细致、勤快利索，做到举止文雅、仪表端庄、语言文明、礼貌待人；学会尊重他人隐私。

（二）工作素质

（1）理论知识：我们照护的对象是人，要想照护好，首先要了解人体基本结构及生命体征，与此同时，还需要掌握疾病的照护要点和重点。如果想要做得更好，还需懂得心理照护学，掌握的知识越多，就对照护越有帮助。

（2）临床技能：患者的生活照顾和常人不一样，比如照护卧床患者，怎么吃饭才能不呛咳，是有技术的。再有，医院铺床和家里铺床不一样，有暂空床、备用床、麻醉床等多种铺法。总之，要想做好照护工作，必须要掌握照护技能。

（3）心理素质：医院是特殊的工作环境，患者因患病易焦虑或烦躁。我们

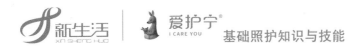

需要调整好心态，像护士一样，理解和关心每一位患者，正视医院的特殊环境，只有这样，我们才能做好工作。

（三）服务口诀

（1）服务四尽：尽心、尽力、尽职、尽责。

（2）服务四勤：眼勤、手勤、嘴勤、腿勤。

（3）服务四轻：说话轻、走路轻、开关门轻、动作轻。

（4）服务四忌：忌说长道短、忌评论病情、忌不会就做、忌越权操作。

（5）四个一样：有人与无人监督一样，家属在与不在一样，工作忙与不忙一样，白天与黑夜一样。

（6）服务四有：有分寸、有礼节、有教养、有学识。

（7）服务四避：避隐私、避浅薄、避粗俗、避忌讳。

二、照护师应了解的法则条例

（一）《中华人民共和国劳动法》

《中华人民共和国劳动法》是国家为了保护劳动关系而设立的法律，在中国境内的企业和与之形成劳动关系的劳动者适用本法。本法对劳动取得报酬、休息休假等劳动者权益做了规定。与此同时对劳动者应当完成劳动任务、提高职业技能、执行劳动安全卫生规程、遵守劳动纪律和职业道德等劳动者义务也做了规定。

（二）《中华人民共和国劳动合同法》

《中华人民共和国劳动合同法》是为了完善劳动合同制度，明确劳动合同双方当事人的权利和义务，保护劳动者合法权益而制定的法律。本法对劳动合同的订立履行和变更等做出明确规定。

（三）《中华人民共和国消防法》

《中华人民共和国消防法》是为了预防火灾、处置火灾、保护人身及财产安全制定的法律。本法对火灾预防、消防组织、灭火救援、监督检查、法律责任做了明确规定。

（四）《中华人民共和国传染病防治法》

《中华人民共和国传染病防治法》是为了预防和消除传染病的发生与流行、保障人体健康和公共卫生而制定的法规。本法规定，故意泄露传染病患者、病原携带者、疑似传染病患者、密切接触者及个人隐私的有关信息、资料的属于违法行为。

（五）《医疗机构管理条例》

《医疗机构管理条例》是国家对医疗机构如何进行管理的条例。该条例对医疗机构的规划、审批、登记、执业、监督管理、处罚等做了明确的规定。

（六）《医院感染管理办法》

《医院感染管理办法》是为了加强医院感染管理，有效预防和控制医院感染，根据《中华人民共和国传染病防治法》《医疗机构管理条例》和《突发公共卫生事件应急条例》等法规制定的办法。

（七）《医疗废物管理条例》

《医疗废物管理条例》是为了加强医疗废物的安全管理，防止疾病传播，保护环境，保障人体健康，根据《中华人民共和国传染病防治法》和《中华人民共和国固体废物污染环境防治法》而制定的条例。该条例规定医疗废物必须和生活垃圾分开，并规定医疗废物必须使用专业设备存放且不得露天存放，如果违反会被追责。

三、照护师应掌握的礼仪礼节

（一）日常礼仪

（1）站立有相：头正、颈直，双眼平视，面带微笑，挺胸收腹，双手自然下垂或小腹前交叉，两腿直立稍分开。不得东歪西倒、前倾后靠，公共场合不得伸懒腰，双手不能叉腰、交叉在胸前，不插在裤袋里（见图1-63）。

（2）落座有姿：上身挺直，两臂自然弯曲放在腿上，两腿轻微靠拢，坐于椅面上1/2或2/3处（见图1-64）。

（3）行走有态：行走正常，不得奔跑，遇到紧急情况，可以小步快走；不勾肩搭背、挽手而行（见图1-65）。

（4）言谈有礼：与患者交谈时要礼貌、诚恳、自然，语气要平和、亲切，表达要清晰、得体、通俗易懂（见图1-66）。

（5）着装整洁：着装清洁整齐，纽扣齐全扣好；不得敞开衣领，翻卷衣袖、裤脚边。工号牌统一戴在左胸上衣Logo正上方，位置与地面平行，不得歪斜；工号牌应字迹清晰、完整。头发方面，女员工：头发整洁，不凌乱；长发束起，

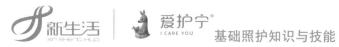

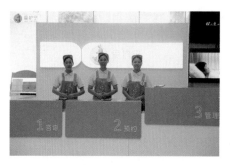

图 1-63　站姿礼仪

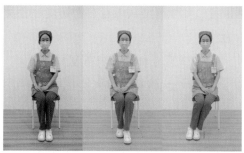

图 1-64　坐姿礼仪

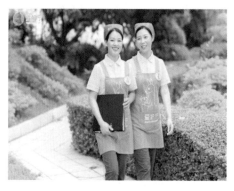

图 1-65　行走礼仪

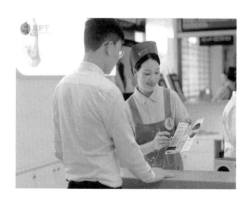

图 1-66　言谈礼仪

不露发尾，不做夸张的发型，不染夸张的颜色。男员工：留齐耳头发，前不盖眉后不过衣领；不染夸张的颜色，头发整洁。鞋方面，女员工：统一穿白色鞋；男员工：统一穿黑色鞋子（见图 1-67）。

（6）举止端庄：正确使用肢体语言，如微笑、鞠躬、鼓掌、右行礼让、起立回答问题等。

（二）常用文明用语

（1）"您好！请问您哪儿不舒服？"

（2）"您好！有什么需要我帮忙的吗？"

（3）"请您不要着急！"

（4）"您好！请依次排队！"

（5）"祝您早日康复！"

（6）"谢谢！"

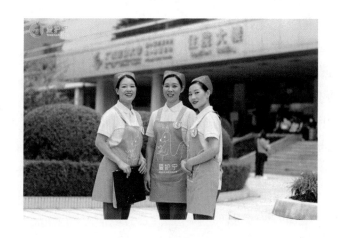

图 1-67　着装礼仪

（7）"您好！打扰一下！"

（8）"八个说"与"八个不说"。①"八个说"：好、行、是、请、您、谢谢、对不起、谢谢配合；②"八个不说"：不礼貌的话不说，不耐烦的话不说，傲慢的话不说，责难的话不说，讽刺的话不说，刁难的话不说，泄气的话不说，庸俗的话不说。

（三）文明用语案例

（1）招呼用语：进病房时，要先用中指敲门（一长两短），向病房人员礼貌问好，"请"字当头，"谢"字不离口。

（2）介绍用语：如"×××阿姨您好，叔叔您好，我是照护师×××，打扰一下，今天由我为您服务"。

（3）接电话用语：如"您好！请您找×××医生听电话""您好！我是×××科照顾××床的照护师，有事请讲"。

（4）安慰用语：如"大妈！您不要着急，只要积极配合医生的治疗，您的病会好起来的"。

（5）晨间护理时，照护师说："早上好！×××，现在我帮您整理一下床单位，您昨晚睡得好吗？""……床单位已整理好，谢谢您的配合，您休息一会吧"。

（四）电梯礼仪

1. 搭乘电梯的一般礼仪

（1）先下后上，依次进入。

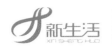

（2）长幼者优先，女士优先，客人优先。

（3）男士或晚辈应该主动在电梯开关处提供服务。

（4）等待即将快步到达者。

（5）帮助不方便按按钮或没带电梯卡的同事。

（6）面朝门的方向站立，避免面对面或面对壁的尴尬。

（7）乘电梯符合上二下三原则（上行二层或下行三层以内走楼梯）。

2. 搭乘电梯禁忌

（1）电梯内不要指手画脚，避免碰撞他人。

（2）不得在电梯内说三道四、大声喧哗或打电话。

（3）不应该对着镜子整理服装、头发以及涂口红。

（4）非转运患者时不得使用手术专用电梯。

（5）不得私自为陌生人刷卡乘电梯。

（6）不吸烟，如遇吸烟进入电梯者应制止。

（五）呼吸卫生和咳嗽礼仪

其中，咳嗽礼仪如图 1-68 所示。

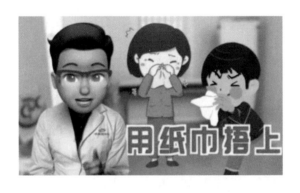

图 1-68　咳嗽礼仪

（1）咳嗽或打喷嚏时使用纸巾或手帕遮掩口鼻；无纸巾或手帕时应用臂弯遮掩口鼻。

（2）使用后的纸巾应丢进垃圾桶；双手接触呼吸道分泌物后应洗手。

（3）若病情需要，应佩戴口罩；未佩戴口罩时，需与其他人保持至少 1 米的距离。

第四节 工作要求

一、照护师工作行为十不允许

（1）不允许私自给患者及家属解释病情。

（2）不允许擅自为患者换输液瓶，调节输液速度，拔除输液管，调节氧气开关，更换、加减湿化瓶的水。

（3）不允许在公共场所议论患者病情。

（4）不允许私自为患者灌热水袋热敷或灌冰袋冰敷。

（5）不允许私自替患者更换、拔除各种引流管，引流液处理应等护士观察、记录后方可协助倾倒及清洗。

（6）不允许擅自给术后、骨科及危重患者改变体位，必要时，应在护士指导下协助护士进行。

（7）不允许擅自给禁食患者喂水、喂食。

（8）不允许擅自给鼻饲患者灌注食物或药物。

（9）不允许擅自给新生儿淋浴、喂水、换尿布。

（10）不允许私自进行任何无菌技术操作。

二、照护师工作服务内容及规范

日常生活照护工作内容：照护师每间病房隔 1 小时巡查一次，按规范保持病房整齐。

（一）患者清洁卫生

清洁卫生照护包括洗脸、口腔照护、修整胡须、头发梳理等仪容修饰，对面部、手、足等进行清洁。鼓励自理的患者在保障安全的前提下自己做，照护人员离手不离眼；对自理能力受限的老年人，需要照护人员根据老年人身体状况协助其进行清洁照护，以满足其身心需要，促进舒适。

（二）晨晚间照护

晨晚间照护包括协助行动不便患者送热水、排便、洗漱及进食等。检查全身

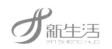 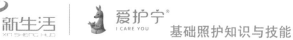

皮肤有无受压变红，进行背部及受压骨隆突处皮肤按摩。给予叩背，协助排痰，询问夜间睡眠等情况。酌情开窗通风，保持病室内空气清新，整理床铺（卷蚊帐、整理床、为卧床患者更换床单）和床旁用物（要摆放整齐，床头柜面尽量只放三种用具如碗、口杯、药杯，床头柜后排放开水壶等）（见图1-69）。

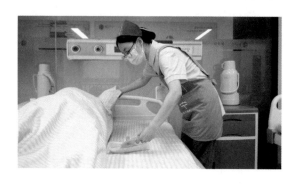

图1-69　晨间护理

（三）午间照护

整理床铺，必要时给患者增加毛毯或盖被、放下蚊帐。通过午间护理，使患者感觉清洁舒适，易于入睡；为患者创造安静、舒适的环境；解除思想顾虑，增强治愈疾病的信心。也可以协助患者改换卧位、用热水泡脚等增加患者舒适的措施。

（四）患者床单位的处理

患者出院后，照护师拆床，套被，铺好备用床，准备迎接新入院患者。

（五）接待患者（24小时内剪指甲）

为新入院的患者铺备用床，指导患者准备日用品如脸盆、痰盂等，介绍医院及科室规章制度（作息时间、探视制度等）和周围环境。

（六）在护士指导下，协助护士辅助患者更换卧位

辅助患者翻身侧卧（一人协助翻身、二人协助翻身）、扶助患者移向床头（一人法、二人法）。

（七）保护具的使用等

协助护士进行保护具的应用，各种体液、引流液的处理。

（八）对患者饮食的照护

饭前准备、协助患者进食、饭后照护（协助打水漱口、饭后洗净餐具，病情需要时协助护士记录液体出入量）。

（九）巡视病房

根据护理级别及时帮助患者更换污单、污衣裤，整理床铺，保持床单整洁；为久住患者修剪指甲（趾）（每周一次）；协助行动不便患者上厕所。

三、列队规范程序

（一）列队目的

激发工作热情，树立自信心，树立公司形象，展现团队良好精神面貌，严明公司纪律，实行班后会制度（见图1-70）。

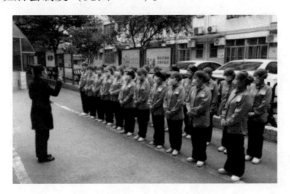

图1-70 列队

（二）列队时间

周一至周五（周六、周日及国家规定的节假日除外）

（三）列队要求

（1）全体员工均需参加（特殊岗位除外）。

（2）列队时间5~10分钟结束。

（3）员工必须每天到达指定列队地点。

（4）员工必须着装整齐。

（5）去、回列队途中必须保持肃静，严禁影响他人。

（6）喊口令或口号的领班、全体员工必须声音洪亮、整齐。

（7）列队时全员精神抖擞，双眼有神。

（8）集队：组长举起左手握拳，右手侧平举；组员由高到矮，左（高）右（矮）排列。

（9）设专门"员工列队记录本"，由值日领班做好相关记录，管理处做好监

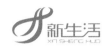 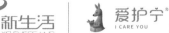

督管理。

（四）员工列队规范流程

员工列队规范流程共五步，如图 1-71 所示。

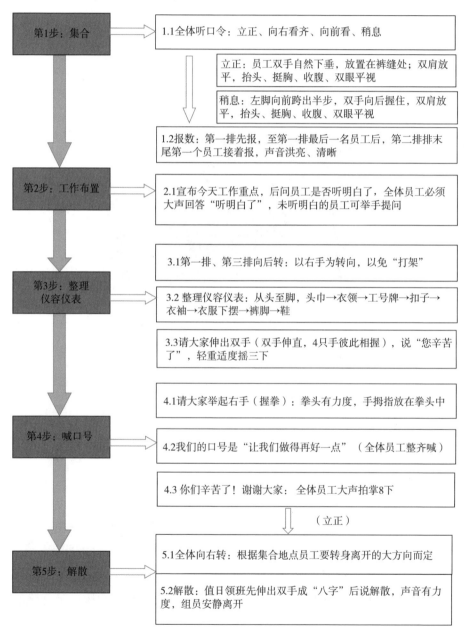

第1步：集合

1.1全体听口令：立正、向右看齐、向前看、稍息

> 立正：员工双手自然下垂，放置在裤缝处；双肩放平，抬头、挺胸、收腹、双眼平视

> 稍息：左脚向前跨出半步，双手向后握住，双肩放平，抬头、挺胸、收腹、双眼平视

1.2报数：第一排先报，至第一排最后一名员工后，第二排排末尾第一个员工接着报，声音洪亮、清晰

第2步：工作布置

2.1宣布今天工作重点，后问员工是否听明白了，全体员工必须大声回答"听明白了"，未听明白的员工可举手提问

第3步：整理仪容仪表

3.1第一排、第三排向后转：以右手为转向，以免"打架"

3.2 整理仪容仪表：从头至脚，头巾→衣领→工号牌→扣子→衣袖→衣服下摆→裤脚→鞋

3.3请大家伸出双手（双手伸直，4只手彼此相握），说"您辛苦了"，轻重适度摇三下

第4步：喊口号

4.1请大家举起右手（握拳）：拳头有力度，手拇指放在拳头中

4.2我们的口号是"让我们做得再好一点"（全体员工整齐喊）

4.3 你们辛苦了！谢谢大家：全体员工大声拍掌8下

（立正）

第5步：解散

5.1全体向右转：根据集合地点员工要转身离开的大方向而定

5.2解散：值日领班先伸出双手成"八字"后说解散，声音有力度，组员安静离开

图 1-71　员工列队规范流程

第二章 职业防护

第一节 手卫生知识

一、概念

（一）手卫生

手卫生是洗手、卫生手消毒和外科手消毒的总称。

（二）洗手

洗手是用洗手液和流动水揉搓冲洗双手，去除手部污垢、碎屑和部分微生物的过程。

（三）卫生手消毒

卫生手消毒是用快速手消毒剂揉搓双手，以减少手部暂居菌的过程。

二、目的

洗手的目的是消除手部皮肤污垢和大部分暂居菌，切断通过手传播感染的途径，预防和控制医院感染的发生。

三、手卫生指征

洗手的五大指征（见图2-1）：①直接接触患者前；②接触清洁、无菌物品，进行无菌操作程序前；③接触患者血液、体液、分泌物、排泄物及摘手套后；④接触患者后；⑤接触患者周围环境、物品后。

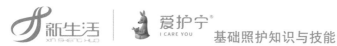

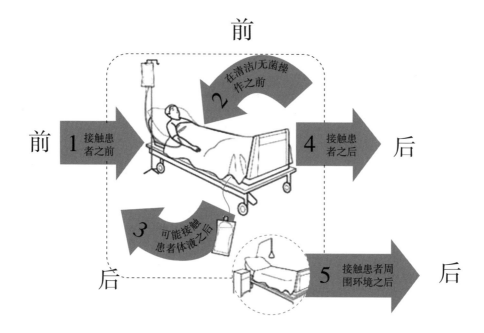

图 2-1　洗手的五大指征

四、手卫生的"三前""四后"

（一）"三前"

（1）接触患者前。

（2）清洁或无菌操作前。

（3）处理药物或配餐前。

（二）"四后"

（1）接触患者后。

（2）接触患者周围环境后。

（3）接触患者血液、体液、分泌物后。

（4）脱除个人防护用品（如手套）后。

五、七步洗手法操作流程

（一）操作过程

（1）流动水下，将双手充分淋湿。

（2）取适量皂液，均匀涂抹至整个手掌、手背、手指和指缝。

（3）按七步洗手法认真揉搓双手至少 15 秒。

（4）在流动水下彻底冲净双手，擦干。

（二）七步洗手法口诀

七步洗手法口诀为：内、外、夹、弓、大、立、腕（见图 2-2）。

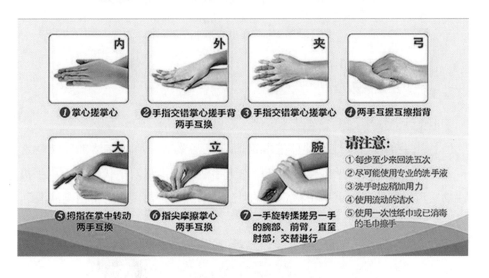

图 2-2　七步洗手法

六、手卫生消毒（见图 2-3）

手卫生消毒步骤如下：

（1）取适量速干手消毒液于掌心。

（2）严格按照七步洗手法步骤进行揉搓。

（3）揉搓时保证手消毒剂完全覆盖手部皮肤，直至手部干燥。

（4）揉搓双手时间：至少 15 秒（每个步骤揉搓 5 次）。

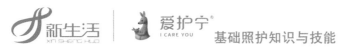
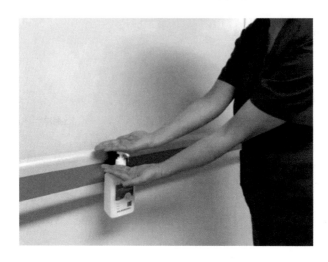

图 2-3　手卫生消毒

七、手卫生注意事项

手卫生注意事项如图 2-4 所示。

（1）当手部有血液或其他体液等肉眼可见污染时，应用清洁剂和流动水洗手；当手部没有肉眼可见污染时，可用速干手消毒剂消毒双手代替洗手；手被感染性物质污染或处理传染病污物后，先用流动水洗手，再用速干手消毒液消毒。

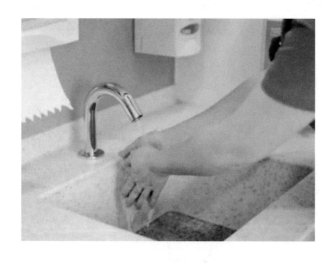

图 2-4　指尖朝下从上而下冲洗

（2）洗手方法正确，注意清洗、冲净指尖、指背、指缝、指关节等易污染部位。

（3）冲净双手时注意指尖保持向下。

（4）不佩戴戒指等首饰。

（5）注意调节合适的水温、水流，避免烫伤及污染周围环境。

（6）用擦手纸或干毛巾擦干双手，或在干手机下烘干双手，严禁用衣服擦手。

八、小结

预防和控制医院感染最简单、最有效、最方便、最经济的措施是认真、规范地洗手（见图2-5）。

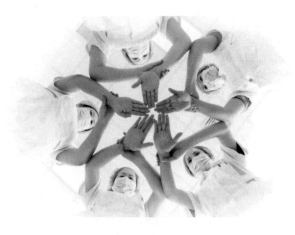

图2-5 科学洗手，预防感染

第二节 防护用品的穿戴方法

一、戴（脱）手套

（一）戴手套的目的

接触患者血液、体液、分泌物、排泄物时戴手套，可以保护患者及操作者，预防交叉感染。

（二）手套的介绍

手套分为 PE 手套和橡胶手套，如图 2-6、图 2-7 所示。

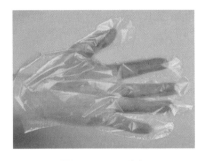

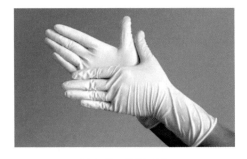

图 2-6　PE 手套　　　　　　　　　　图 2-7　橡胶手套

（三）手套的使用方法

（1）修剪指甲，洗手。

（2）取出手套，对准五指戴上。

（3）双手调整手套的位置。

（4）确保手套无破损。

（四）戴（脱）手套的注意事项

（1）手套如有破损立即更换。

（2）脱手套时，翻转脱下，手不接触手套外面并避免强拉。

（3）脱手套后应洗手。

（4）用后弃入医疗垃圾桶内。

二、戴（脱）口罩

（一）戴口罩的目的

戴口罩可预防经空气、飞沫传播的疾病；减少患者的体液、血液等传染性物质污染工作人员的口、鼻黏膜及面部皮肤。

（二）戴口罩步骤

戴口罩步骤如图 2-8 至图 2-11 所示。

（1）洗手，检查口罩是否完好，区分口罩的内、外、上、下，一般口罩内侧颜色较浅，外侧面颜色较深，有鼻夹测为上。

（2）展开口罩，内侧面横贴在口鼻，系带挂在耳后。

（3）将口罩褶皱拉开，使其完全覆盖口鼻和下巴。

（4）双手食指中指塑造鼻夹。

（5）使口罩与面部紧密贴合。

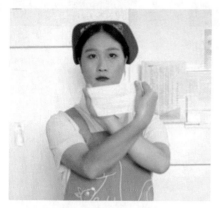

图 2-8 区分正反面

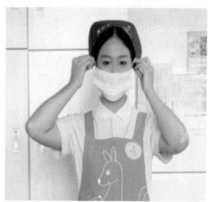

图 2-9 挂耳

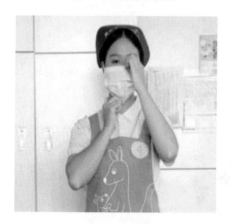

图 2-10 拉开褶皱

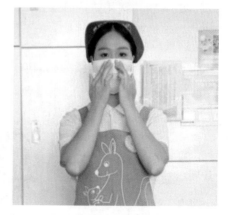

图 2-11 塑造鼻夹

（三）脱口罩步骤

脱口罩步骤如图 2-12 至图 2-14 所示。

（1）洗手。

（2）不要接触口罩前面，用手捏住系带投入医疗废弃物袋中。

（3）丢弃。

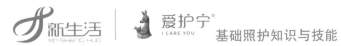

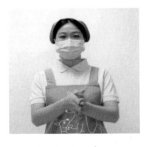
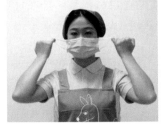
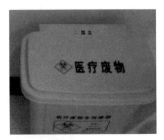

图 2-12 洗手　　　　　图 2-13 脱口罩　　　　　图 2-14 丢弃

（四）戴（脱）口罩的注意事项

（1）内外层不可混用。

（2）口罩应全部遮住口鼻部。

（3）脱口罩时不可接触口罩外面。

（4）一般情况下口罩使用时间不超过 4 小时，如污染、湿时需及时更换。

三、戴（脱）医用防护口罩

（一）戴防护口罩的步骤

戴防护口罩的步骤如图 2-15 所示。

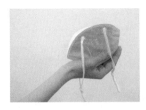
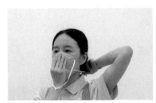
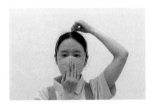
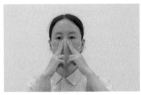
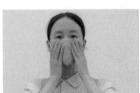

图 2-15 戴防护口罩步骤

（1）佩戴口罩前实施手卫生。打开口罩，用手托住口罩，使鼻夹位于指尖，让头带自然垂下。

（2）鼻夹朝上，用口罩托住下巴。将下口罩带（颈带）拉过头顶，放在颈后耳朵以下的位置。

（3）将上口罩带（头带）拉过头顶，放在脑后较高的位置。

（4）将双手指尖放在金属鼻夹顶部，用双手一边向内按压，另一边向两侧移动，塑造鼻梁形状。

（5）气密性检查：用手罩住口罩并快速呼吸，确保口罩不会漏气，佩戴完成。

（二）脱防护口罩步骤

脱防护口罩步骤如图 2-16 所示。

（1）用手慢慢地将颈部的下头带从脑后拉过头顶，勿触及口罩。

（2）拉上头带摘除口罩，勿触及口罩。

（3）用手捏住口罩的系带丢弃至感染性医疗废物容器。

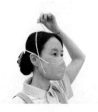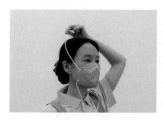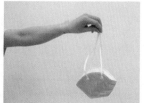

图 2-16　脱防护口罩步骤

（三）注意事项

摘口罩时不要接触口罩前面（污染面），用手捏住口罩的系带并将其扔掉。用后的口罩弃于医疗垃圾袋内。

四、戴（脱）帽子

（一）戴帽子的目的

戴帽子可防止工作人员的头屑飘落、头发散落或被污染，进入污染区域或清

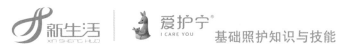
洁区域应戴帽子，将头发全部遮盖。

（二）戴帽子的步骤

戴帽子的步骤如图 2-17 所示。

（1）洗手。

（2）取出帽子，展开。

（3）将头发全部塞入。

（4）整理前后碎发。

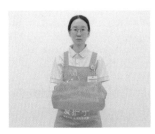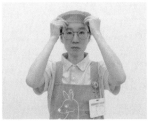

图 2-17　戴帽子

（三）脱帽子的步骤

脱帽子的步骤如图 2-18 所示。

（1）洗手。

（2）取下帽子，放入医疗垃圾桶内。

（3）洗手。

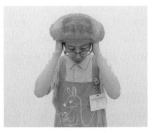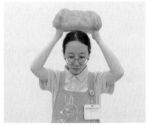

图 2-18　脱帽子

（四）戴（脱）帽子的注意事项

（1）一次性帽子应只使用一次。

（2）前不露刘海，后不露发际线。

（3）脱帽子时不可接触帽子外面，略低头，手捏帽子后侧边缘摘脱帽子。

（4）纺织品帽子应保持清洁，每次或每天更换。

五、穿（脱）隔离衣

（一）穿（脱）隔离衣的相关知识

隔离衣用于保护工作人员避免受到血液、体液和其他感染性物质的污染，或用于保护患者避免感染的防护用品（见图2-19、图2-20）。

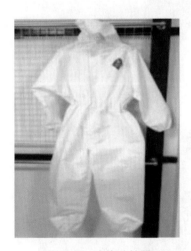

图2-19 连体防护服

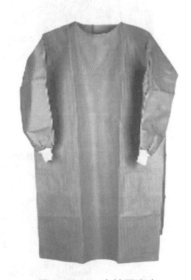

图2-20 一次性隔离衣

（1）目的：保护自己，保护患者，避免交叉感染及自身感染，防止病原体的传播。

（2）穿（脱）隔离衣指征：①接触传染病患者、多重耐药菌感染的患者；②对患者实行保护性隔离时，如烧伤、骨髓移植患者的护理时；③可能受到患者血液、体液、分泌物、排泄物喷溅时。

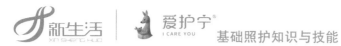

（二）相关知识衔接

隔离技术就是将传染源传播者或高度易感人群安置在指定地点或特殊环境中，暂时避免和周围人群接触。隔离的具体方法为：对传染病患者采取传染源隔离（见图2-21）；对传染病患者采取传染源隔离，切断传染途径（见图2-22）。

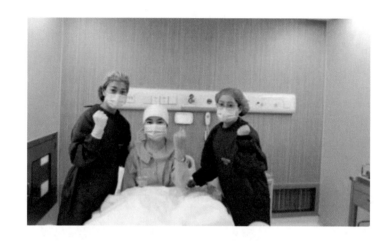

图2-21　保护性隔离

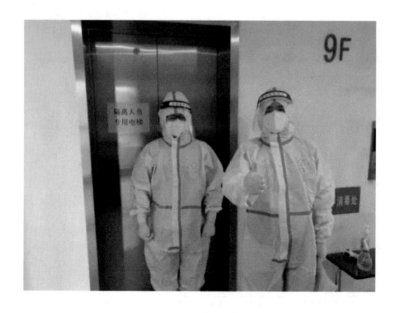

图2-22　传染源隔离

1. 穿（脱）隔离衣操作前准备

（1）操作者准备：衣帽整齐，卷袖过肘，修剪指甲，七步洗手。

（2）用物准备：隔离衣、挂衣架、洗手液、一次性帽子、一次性 N95 口罩、一次性防护面屏/护目镜、一次性橡胶手套、一次性鞋套。

（3）环境准备：清洁、宽敞、明亮。

2. 穿隔离衣分解步骤

（1）取隔离衣（见图 2-23）。

操作要点：隔离衣衣领和内面为清洁面，此时手为清洁状态不可触及隔离衣的外面（污染面）。

（2）穿衣袖（见图 2-24、图 2-25）。

操作要点：一手持衣领，另一手伸入一侧袖内，持衣领的手向上拉衣领，将衣袖穿好；换手持衣领，按照同方法穿好另一袖。

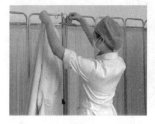 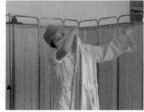 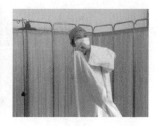

图 2-23 取隔离衣　　　图 2-24 穿一边袖子　　　图 2-25 穿另一边袖子

（3）系衣领（见图 2-26）。

（4）扣上袖口（见图 2-27）。

操作要点：两手持衣领，由领子中央顺着边缘由前向后系好；系衣领时袖口不可触及衣领、面部和帽子；扣好袖口或系上袖带。

（5）系腰带（见图 2-28）。

操作要点：两手在背后将隔离衣两边边缘对齐，折叠处不能松散；腰带在背后交叉后回到前面打一活结系好。

（6）佩戴防护面屏或护目镜。

（7）佩戴手套。

（8）必要时穿鞋套。

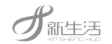 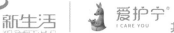
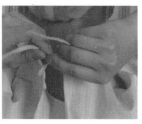

图 2-26　系衣领

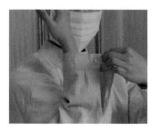

图 2-27　扣上袖口

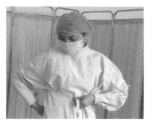

图 2-28　系腰带

3. 脱隔离衣分解步骤

（1）松开腰带。

（2）解开衣袖。

操作要点：洗手后，松开腰带在身前打一活结，解开袖口，将衣袖向上拉，勿使衣袖外面塞入袖内。

（3）解开领口，脱下衣袖。

操作要点：洗手后，解衣领（注意衣袖不要触及衣领、帽子、面部等清洁部位）；脱去衣袖（双手分别捏住对侧衣领内侧清洁面下拉脱去袖子）。

（4）解开腰带，脱隔离衣（见图 2-29）。

（5）持领挂衣（见图 2-30、图 2-31）。

操作要点：提起衣领、对齐，挂在半污染区，清洁面应向外。

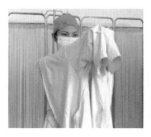

图 2-29　脱隔离衣

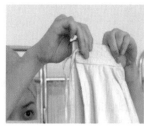

图 2-30　持领挂衣

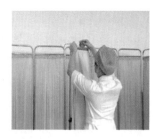

图 2-31　挂半污染区

4. 注意事项

（1）隔离衣的长短要合适，每日更换，如有破洞、潮湿、污染应立即更换。

（2）系领口时污染的袖口不可触及衣领、面部和帽子。

（3）穿好隔离衣后，不得进入清洁区，避免接触清洁物品。

（4）使用后的一次性隔离衣，应污染面向内卷成团，置于医疗垃圾桶内。

（5）穿或脱隔离衣前应先洗手，穿隔离衣前应戴好帽子及口罩。

（三）小结

记忆小窍门：

穿隔离衣

手提衣领穿左手；

再穿右手齐上抖；

系好领口系袖口；

折襟系腰半屈肘。

脱隔离衣

解开腰带解袖口；

塞住双袖消毒手；

解开领口脱衣袖；

对好一边挂衣钩。

第三节　垃圾分类与管理

一、医疗废物相关知识

（一）医疗废物概述

1. 概念

医疗废物是指医疗卫生机构在医疗、预防、保健及其他相关活动中产生的具有直接或间接感染性、毒性及其他危害性的废物。

2. 目的

对垃圾进行正确分类，可以避免对工作人员造成伤害，防止感染性疾病的传播。

（二）医疗垃圾分类

医疗垃圾有如下五大分类：①感染性废物；②损伤性废物；③药物性废物；④病理性废物；⑤化学性废物。如图 2-32 所示。

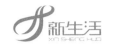 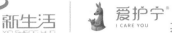

图 2-32　医疗垃圾的五大分类

（1）感染性废物：携带病原微生物，具有引发感染性疾病、传播危险的医疗废物。包括被患者血液、体液、排泄物污染的物品（棉签、棉球、纱布等），使用后的一次性医疗用品/器械、各种引流管，废弃标本等，隔离患者生活垃圾（见图 2-33）。

（2）损伤性废物：能够刺伤或者割伤人体的废弃的医用锐器。包括医用针头、缝合针，各类医用锐器（解剖刀、手术刀、备皮刀、手术锯等），载玻片，玻璃试管，玻璃安瓿等（见图 2-34）。

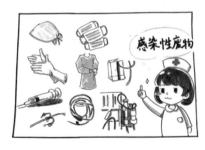 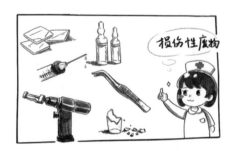

图 2-33　感染性废物　　　　　图 2-34　损伤性废物

（3）药物性废物：过期、淘汰、变质或被污染的废弃的药品。包括废弃的一般性药品，废弃的细胞毒性药物，废弃的疫苗、血液制品等（见图2-35）。

（4）病理性废物：人体废弃物和医学实验动物尸体。包括废弃的人体组织、器官等，医学实验动物的组织、尸体，病理切片后废弃的人体组织、病理蜡块等。对于死胎和死婴，医疗机构应当与产妇或其他监护人沟通确认，并加强管理；严禁按医疗废物处理死胎、死婴（见图2-36）。

（5）化学性废物：具有毒性、腐蚀性、易燃易爆性的废弃化学物品。包括医学影像室、实验室废弃的化学试剂，废弃的过氧乙酸、戊二醛等化学消毒剂，废弃的汞血压计、汞温度计（见图2-37）。

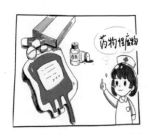 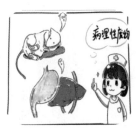 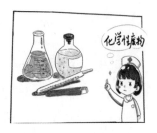

图2-35　药物性废物　　　图2-36　病理性废物　　　图2-37　化学性废物

（三）医疗废物分类

医院的医疗废物与生活垃圾是有很大区别的。医疗废物中含有不同程度的细菌、病毒和有害物质，如随意丢弃，任其混入生活垃圾中，会成为医院的感染源和社会环境的污染源，甚至会成为传染病流行的传染源。

（四）安全提示

传染病患者或者疑似传染病患者产生的生活垃圾，按照医疗废物进行管理和处置。

二、正确区分各类垃圾及处理容器

（一）生活垃圾分类

生活垃圾分类如图2-38所示。

（1）有害垃圾。

（2）易腐垃圾（厨余垃圾）。

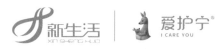
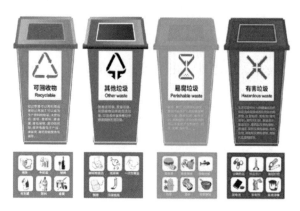

图 2-38　生活垃圾分类

（3）可回收垃圾。

（4）其他垃圾。

（二）生活垃圾精准分类

生活垃圾精准分类如图 2-39 所示。分类要点如下：

（1）干湿要分开，能回收的，按相关途径回收处理，有害单独放。

（2）绿厨厨，灰其其，红危危，蓝宝宝。

（3）可回收丢蓝色，有害垃圾丢红色。

（4）厨余垃圾是绿色，其他垃圾用灰色。

（5）餐厨垃圾单独放，有害垃圾别乱抛。

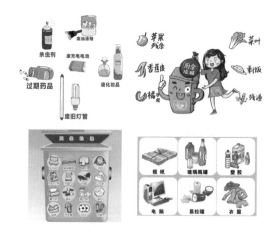

图 2-39　生活垃圾精准分类

（三）垃圾处理——常用容器

垃圾处理常用容器如图 2-40 至图 2-44 所示。

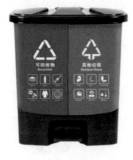
图 2-40 生活垃圾桶

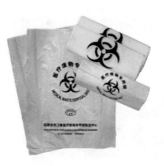
图 2-41 医疗垃圾袋

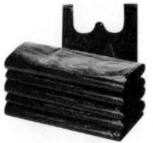
图 2-42 生活垃圾袋

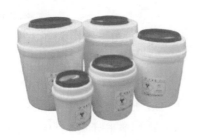
图 2-43 利器盒

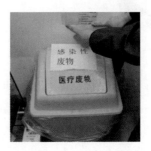
图 2-44 感染性垃圾桶

（四）垃圾处理

（1）生活垃圾处理如图 2-45 所示。

（2）感染性垃圾处理如图 2-46 所示。

（3）损伤性废物处理如图 2-47 所示。

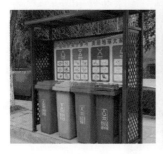
图 2-45 生活垃圾处理

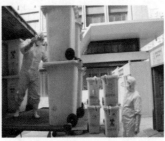
图 2-46 感染性垃圾处理

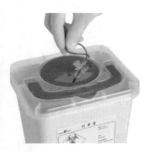
图 2-47 损伤性废物处理

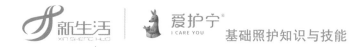
三、知识链接

（一）水银泄漏处理流程

戴口罩和双层手套，立即收集到装水的小瓶内并在加盖密封后交给医务人员统一处理（见图2-48）。

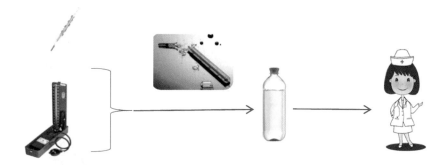

图 2-48　水银泄漏处理流程

（二）水银污染的床单的处理方法

（1）首先打开窗通风，病房相关人员在病情许可的情况下离开病房。

（2）戴口罩、双层手套（一层薄膜手套，一层乳胶手套），用棉签沾湿水粘取床上可见水银；粘取后放入密闭装水小瓶，交医务人员处理。

（3）脱去手套洗手后，帮助患者沐浴更换患者服。

（4）更换床上用物，更换的床上用物及衣物放置双层黄色胶袋，扎口密封，外贴标识"水银外漏"，送洗衣房处理（见图2-49）。

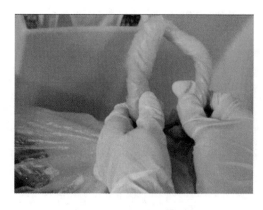

图 2-49　双层垃圾袋封装

（5）病房通风至少60分钟，同时避免开启空调（特别是中央空调）；通风不佳时，可用风扇吹风加速通风。

（三）安全提示

多重耐药菌感染的患者需要在隔离间门口或床尾、病历夹、腕带、患者床位图设立醒目的隔离标识。

四、注意事项

（1）不同种类的垃圾不可混放。

（2）垃圾产生后及时处理，不可乱扔乱放，及时放入垃圾桶内。

（3）使用后的锐器置入利器盒中，不与其他废弃物混放。禁止用手直接接触使用后的锐器。

（4）放入包装物或者容器内的医疗废物不得取出。

（5）处理完垃圾后要洗手。

（6）盛装医疗废物达容器的3/4时，应使用有效封口方式使封口紧实严密（见图2-50）。

（7）收集医疗废物包装袋破损时，加套一个医疗垃圾袋。

（8）医疗废物要集中处理，不得转让、买卖医疗废物。

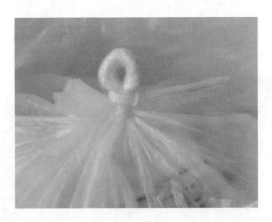

图 2-50　鹅颈结

五、医疗废物处理流程

医疗废物处理流程分为五步，如图2-51所示。

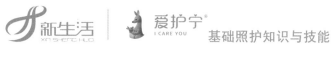
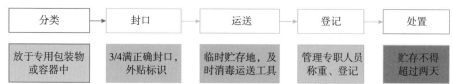

分类	→	封口	→	运送	→	登记	→	处置
放于专用包装物或容器中		3/4满正确封口，外贴标识		临时贮存地，及时消毒运送工具		管理专职人员称重、登记		贮存不得超过两天

图 2-51　医疗废物处理流程

（1）对医疗废物分类，分别放在专用包装物或容器内。

（2）盛装医疗废物达容器的 3/4 时，应使用有效封口方式使封口紧实严密。外表面贴上标识，内容包括医疗废物产生单位、产生日期、类别。

（3）医疗废物管理专职人员每天从医疗废物产生地点将分类包装的医疗废物按照规定的路线运送至院内临时储存地。运送过程中防止医疗废物的流失、泄漏，并防止医疗废物直接接触身体。每天运送工作结束后，应当对运送工具及时进行清洁和消毒。

（4）医疗废物管理专职人员每天对产生地点的医疗废物进行称重、登记。登记内容包括来源、种类、重量、交接时间、最终去向、经办人（见图 2-52）。

（5）临时储存地的医疗废物由专职人员交由卫生行政部门指定的专门人员处置，贮存时间不得超过两天。医疗废物转交出去以后，专职人员应当对临时贮存地点、设施及时进行清洁和消毒处理，并做好记录（见图 2-53）。

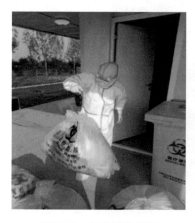

图 2-52　医疗废物称重

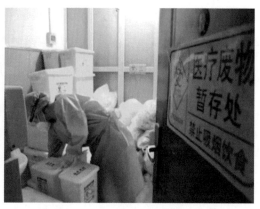

图 2-53　医疗废物暂存处

六、小结

医疗服务过程中会产生各种垃圾，正确处理垃圾是防止疾病传播、保护环境、保障人体健康的重要措施。对垃圾进行正确分类和处理是照护师的必备知识和技能。希望通过本节内容的学习，照护师能够熟悉垃圾的种类和常用垃圾处理容器，能对垃圾进行正确分类，避免出现因垃圾处理不当而导致的环境污染和疾病传播。

减少感染有诀窍；

垃圾分类很重要；

处理垃圾要谨慎；

做好处理真叫好。

第四节　物品的清洁与消毒

一、常用物品清洁消毒的意义、目的和原则

（一）常用物品清洁消毒的意义

（1）清洁：清除物体表面的污迹、尘埃和有机物。

（2）消毒：清除或杀灭除芽孢外的所有病原微生物，使其达到无害化的处理。

（3）灭菌：清除或杀灭全部微生物，包括致病的微生物，以及细菌芽孢和真菌孢子。

（4）清洁剂：洗涤过程中帮助去除被处理物品上有机物、无机物和微生物的制剂。

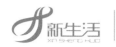 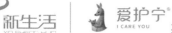

（5）消毒剂：能杀灭传播媒介上的微生物并达到消毒要求的制剂。

（6）灭菌剂：能杀灭一切微生物（包括细菌芽孢），并达到灭菌要求的制剂。

（二）常用物品的清洁消毒目的和原则

（1）目的：防止疾病的发生和传播；保护易感染人群和工作人员，避免受到传染；增进患者和他人的健康。

（2）原则：环境与物体表面，一般情况下先清洁，再消毒；当受到患者的血液、体液等污染时，先去除污染物，再清洁与消毒。

二、常用物品的消毒方法

（一）清洁

（1）适用范围：清洁适用于各类物体表面。

（2）方法：物体表面使用布巾擦拭或使用一次性使用的消毒湿巾擦拭（见图 2-54）。

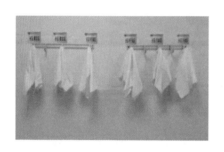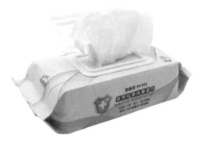

图 2-54　一床一巾、一柜一巾

（3）判定标准：①肉眼观察；②对于各种物体表面、床头柜台面可用白色布巾或湿巾擦拭检查；③标准：没有彻底的清洁就没有合格的消毒、灭菌。

（二）消毒

1. 消毒的分类——按照消毒作用原理

（1）物理消毒：利用物理因子杀灭或清除病原微生物的方法。常用方法有热力消毒（煮沸消毒和流通蒸汽消毒）和辐射照射（日光曝晒、紫外线消毒和臭氧消毒）。

（2）化学消毒：利用化学消毒剂杀灭病原微生物。常用方法有浸泡消毒和擦拭消毒。

2. 物理消毒的方法

（1）常用的物理消毒——煮沸消毒。

1）原理：水的沸点是100℃，煮沸5~10分钟可杀灭细菌繁殖体，煮沸15分钟可杀灭多数细菌芽孢，某些热抗力极强的细菌芽孢需煮沸更长时间。

2）适用范围：金属、搪瓷、玻璃和餐饮具或其他耐热物品。

3）方法：

煮沸前：①锅内放入适量温水或清水；②用洗涤灵或去污粉在流动水下刷洗干净；③将物品放入煮锅内；④锅盖盖严密。

煮沸时：①物品完全浸没在煮锅水内；②带盖的物品要打开盖子，相等大小的容器要隔开、不重叠；③有轴节的要打开；④锅盖盖严密；⑤水沸后计时15分钟。

煮沸后：①关掉火源；②用清洁的器械把物品从煮锅内取出；③放入适当的容器内。

（2）常用的物理消毒——日光曝晒法（见图2-55）。

1）原理：日光具有热、干燥和紫外线的作用，有一定的杀菌力。

2）适用范围：被子、毛毯、衣服、书籍等。

3）方法：将物品放在直射阳光下曝晒6小时，定时翻动，使物品各面均能受到日光照射。

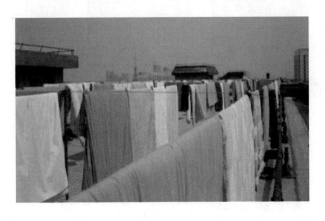

图2-55 日光曝晒法

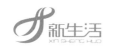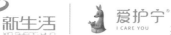
（3）常用的物理消毒——紫外线消毒（见图2-56）。

1）适用范围：室内空气和物体表面。

2）方法：室内无人，紫外线灯悬吊或移动式直接照射，吊装高度距离地面≥2.1m，安装数量1.5w/m³，照射时间>30分钟。

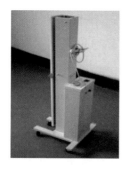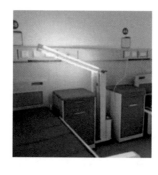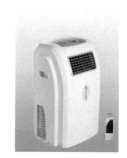

图2-56　紫外线消毒

3）注意事项：按使用说明书安装、使用、定期维护、保养。避免紫外线泄露对人体造成伤害。保持灯管清洁，每周酒精擦拭。灯亮5~7分钟后计时。每1~2个月检测一次（根据医院定），总用时达到1000小时更换（见图2-57）。

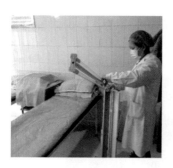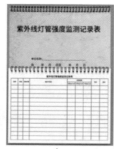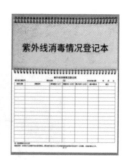

图2-57　紫外线消毒记录

3. 化学消毒方法

（1）浸泡消毒（见图2-58）。

1）准备工作：①去污用品为洗涤灵或去污粉、带盖的容器、消毒液、清水；

②环境需空气清新、干燥；③照护师需衣帽整洁、洗手、戴口罩。

2）过程：①流动水下刷洗物品，擦干。②物品放入带盖容器内，倒入消毒液。③盖紧容器，计时 30 分钟。④用清水冲洗。⑤放入适当的容器内，备用。

（2）擦拭法（见图 2-59）。

蘸取规定浓度的化学消毒剂擦拭被污染物品的表面或皮肤、贴膜的消毒方法。一般选用易溶于水、穿透力强，无显著刺激性的消毒剂。

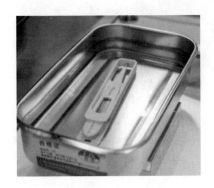
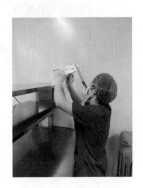

图 2-58　浸泡消毒　　　　　　　图 2-59　擦拭消毒

（3）喷洒法（见图 2-60）。

一般情况下，含氯消毒剂 500mg/L 均匀喷洒，作用>10 分钟；对经血传播病原体、呼吸道传染病病原体等污染表面的消毒，用 2000mg/L 均匀喷洒，作用>60 分钟。

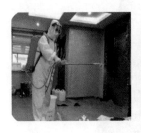
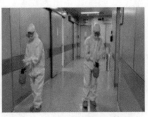
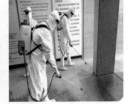

图 2-60　喷洒消毒

4. 知识链接

特殊情况的处理：通常情况下，应遵循先清洗后消毒的处理程序。对于被气性坏疽及突发原因不明的传染病病原体污染的诊疗器械、器具和物品，一次性的

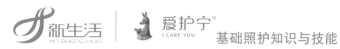
按双层密封焚烧处理（见图2-61）；若为可重复使用的，应按照先消毒再清洗、灭菌处理。

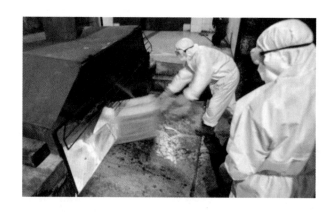

图2-61　焚烧医疗废物

三、消毒剂使用中的注意事项

（一）常用化学消毒剂

常用化学消毒剂包括含氯消毒剂、碘类消毒剂、醇类消毒剂等。

1. 含氯消毒剂

含氯消毒剂如图2-62所示。

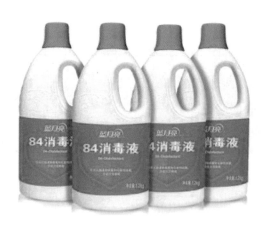

图2-62　含氯消毒剂

（1）特点：广谱、高效，有强烈的刺激性气味，对金属有腐蚀性、对织物有漂白作用，受有机物影响大，消毒液不稳定。

（2）适用范围：适用于各种物体表面、患者的分泌物和排泄物等的消毒。

2. 醇类消毒剂

醇类消毒剂如图 2-63 所示。

（1）特点：中效，对皮肤黏膜有刺激性、对金属无腐蚀性，易挥发，不稳定。

（2）适用范围：适用于手、皮肤、物体表面及诊疗用品的消毒。

（3）使用方法：常用浓度为 75%。使用时需反复擦拭，用后及时加盖，防止挥发，以免影响消毒效果。

3. 碘类消毒剂

碘类消毒剂如图 2-64 所示。

（1）代表品：碘酊、碘伏、茂康碘。

（2）适用范围：手、皮肤、黏膜、伤口的消毒、擦拭或冲洗。

（3）使用方法：碘酊原液涂擦后应用 75% 酒精脱碘，含醇制剂不用于黏膜、伤口，碘过敏者慎用。

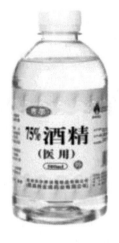

图 2-63　醇类消毒剂

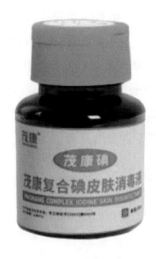

图 2-64　碘类消毒剂

（二）化学消毒剂注意事项

（1）合理使用。

（2）合适的消毒剂。

（3）正确的浓度、时间、方法。

（4）定期更换，定期检测。

（5）待消毒的物品必须先清洗、擦干。

（6）不能放置纱布、棉花等物，以防降低消毒效力。

（7）使用前须用无菌水冲净，避免刺激人体组织。

（8）做好工作人员的防护。

（9）化学消毒剂参照说明书使用。

四、安全提示

（1）照护师应在护士指导下做好日常清洁、消毒工作。

（2）医务人员进行无菌操作时，照护师不得触碰无菌物品。

（3）不得重复使用一次性使用医疗物品。

（4）患者的生活用品如毛巾、面盆、便器、餐饮具等要保持清洁，个人专用，定期消毒；床上用品一人一更换，出院进行终末消毒；更换整理床单位应避免抖动，换下的被服尽快放入密闭式污物袋中，不得放置地上。

（5）擦拭布巾和地巾应分区使用。

（6）隔离病房有隔离标识，黄色——空气传播隔离、粉色——飞沫传播隔离、蓝色——接触传播隔离，照护师不得随意进入。接触隔离患者时要在护士指导下采取相应的隔离预防措施。先照护其他患者，最后照护隔离患者。隔离病房的物品要专人专用。

五、小结

物品清洁很重要，预防感染少不了。

消毒工作要做好，下面口诀要记牢。

紫外线灯有时效，做好监测才有效。

酒精易燃易爆炸，靠近明火不能要。

容易挥发是专长，及时盖盖是必要。

我是含氯消毒剂，腐蚀皮肤我在行。

洁厕灵呀是冤家，不能不能一起用。

消毒剂呀要消毒，配比正确才正好。

以上口诀记牢固，消毒工作一定好。

第五节　传染病基础知识

一、传染病的定义

传染病是由病毒、细菌、支原体、螺旋体、真菌等感染人体后产生的具有传染性的疾病。

二、我国法定传染病分类

我国法定传染病分40种，其中甲类2种、乙类27种、丙类11种。2020年1月20日，国家卫生健康委员会发布公告，将新型冠状病毒肺炎纳入乙类传染病并按照甲类传染病管理。2022年12月26日，国家卫生健康委员会发布公告，将新型冠状病毒肺炎更名为新型冠状病毒感染。经国务院批准，自2023年1月8日起，解除对新型冠状病毒感染采取的《中华人民共和国传染病防治法》规定的甲类传染病预防、控制措施；新型冠状病毒感染不再纳入《中华人民共和国国境卫生检疫法》规定的检疫传染病管理，对新型冠状病毒感染实施"乙类乙管"。

三、常见的传染病

常见的传染病主要有流行性感冒、肺结核、水痘、手足口病、艾滋病、梅毒、乙肝、丙肝等。

四、相关知识——感染链

感染在医院内传播的三个环节为：感染源、传播途径和易感人群（见图2-65）。

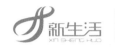

感染源　病人
　　　　隐性感染者
　　　　病原携带者
　　　　受感染的动物

传播途径

呼吸道传播
消化道传播
接触传播
虫媒传播
血液、体液传播

易感人群

人群对传染
病普遍易感

图 2-65　感染链

（一）感染源

感染源是病原体自然生存、繁殖并排出的宿主或场所，是感染的来源。在医院中，已感染的患者及病原体携带者是重要的感染源。

（二）传播途径

传播途径是指病原体从感染源传播至易感者的途径，包括呼吸道传播、消化道传播、接触传播、虫媒传播、血液、体液传播。

（三）易感人群

易感人群是指对某种疾病或传染病缺乏免疫力的人群，如严重免疫系统疾病患者、严重烧伤患者、使用大量免疫抑制剂的患者、婴幼儿、老年人等。

（四）隔离

隔离是指采用各种方法、技术，防止病原体从患者及携带者传播给他人的措施。

（五）传播途径

（1）呼吸道传播：病原体存在于空气中或者形成气溶胶，被易感者吸入身体中就可以被感染（见图 2-66）。

（2）消化道传播：病原体污染食物和水，易感者进食后可以被感染。

（3）接触传播：指病原体通过媒介物直接或间接接触，直接接触传播指病原体从传染源直接传播至易感者合适的侵入门户，间接接触传播指间接接触了被污染的物品所造成的传播（见图 2-67）。

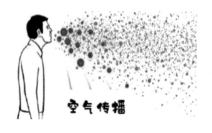

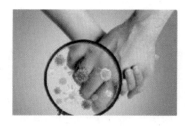

图 2-66　空气传播　　　　　　　　图 2-67　接触传播

（4）虫媒传播：被病原体感染的蚊虫叮咬后把病原体感传给了易感者。

（5）血液、体液传播：病原体存在于患者血液、体液中，经过输血或者分娩等途径就会被感染。

（六）隔离措施

隔离措施如图 2-68 所示。

传播途径	适用范围	隔离与措施
呼吸道传播	如肺结核、水痘、百日咳、白喉、流行性感冒、病毒性腮腺炎、流行性脑脊髓膜炎等	患者病情容许时，应戴外科口罩，并限制其活动范围。 患者之间、患者与探视者之间相隔距离 1 米以上，探视者应戴外科口罩。 与患者近距离（1 米以内）接触时，应戴好帽子、医用防护口罩；接触患者的血液、体液、分泌物、排泄物等物质时应戴手套
消化道传播	如霍乱、伤寒、痢疾、甲型病毒性肝炎等	限制患者的活动范围。 注意保持手卫生，接触患者后勤洗手。 接触患者的血液、体液、分泌物、排泄物等物质时应戴手套；离开隔离病房前、接触污染物品后应摘除手套，洗手和手消毒。 进入隔离病房，从事可能污染工作服的操作时，应穿隔离衣；离开病房前，脱下隔离衣，按要求悬挂
接触传播	如肠道传染、多重耐药菌感染、皮肤感染等	限制患者的活动范围。 接触患者的血液、体液、分泌物、排泄物等物质时应戴手套；离开隔离病房前、接触污染物品后应摘除手套，洗手和手消毒，手上有伤口时应戴双层手套。 进入隔离病房，从事可能污染工作服的操作时，应穿隔离衣；离开病房前，脱下隔离衣，按要求悬挂
虫媒传播	如疟疾、流行性乙型脑炎、鼠疫等	消灭虫媒。 保持环境卫生清洁干净
血液、体液传播	如乙型肝炎、艾滋病等	患者洁身自爱。 工作人员接触患者的血液、体液、分泌物、排泄物等物质时应戴手套；离开隔离病房前、接触污染物品后应摘除手套，洗手和手消毒，手上有伤口时应戴双层手套。 进入隔离病房，从事可能污染工作服的操作时，应穿隔离衣；离开病房前，脱下隔离衣，按要求悬挂

图 2-68　隔离措施

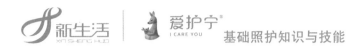
第六节　新型冠状病毒感染防控

一、新型冠状病毒感染定义

新型冠状病毒感染（Corona Virus Disease 2019，COVID-19），原名新型冠状病毒肺炎，以下简称"新冠感染"，世界卫生组织命名为"2019 冠状病毒病"，2023 年 1 月 8 日起实施"乙类乙管"。电镜下新型冠状病毒如图 2-69 所示。

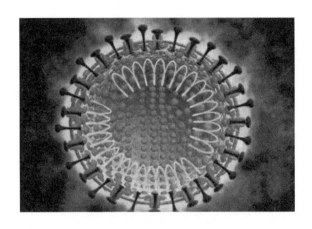

图 2-69　电镜下新型冠状病毒

二、临床表现

潜伏期多为 2~4 天。

主要表现为咽干、咽痛、咳嗽、发热等，发热多为中低热，部分病例亦可表现为高热，热程多不超过 3 天；部分患者可伴有肌肉酸痛、嗅觉味觉减退或丧失、鼻塞、流涕、腹泻、结膜炎等。少数患者病情继续发展，发热持续，并出现肺炎相关表现。重症患者多在发病 5~7 天后出现呼吸困难和（或）低氧血症。严重者可快速进展为急性呼吸窘迫综合征、脓毒症休克、难以纠正的代谢性酸中毒和凝血功能障碍及多器官功能衰竭等。极少数患者还可有中枢神经系统受累等表现。

三、流行病学特点

（一）传染源

传染源主要是新冠病毒感染者，在潜伏期即有传染性，发病后 3 天内传染性最强。

（二）传播途径

（1）经呼吸道飞沫和密切接触传播是主要的传播途径。

（2）在相对封闭的环境中经气溶胶传播。

（3）接触被病毒污染的物品后也可造成感染。

（三）易感人群

人群普遍易感。感染后或接种新冠病毒疫苗后可获得一定的免疫力。老年人及伴有严重基础疾病患者感染后重症率、病死率高于一般人群，接种疫苗后可降低重症及死亡风险。

四、预防

（一）新冠病毒疫苗接种

接种新冠病毒疫苗可以减少新冠病毒感染和发病，是降低重症和死亡发生率的有效手段，符合接种条件者均应接种。符合加强免疫条件的接种对象，应及时进行加强免疫接种。

（二）一般预防措施

保持良好的个人及环境卫生，均衡营养、适量运动、充足休息，避免过度疲劳。提高健康素养，养成"一米线"、勤洗手、戴口罩、公筷制等卫生习惯和生活方式，打喷嚏或咳嗽时应掩住口鼻。保持室内通风良好，做好个人防护。

五、感染预防与控制

（1）照护人员按照标准预防原则，根据暴露风险进行适当的个人防护。在工作期间佩戴医用外科口罩或医用防护口罩，并严格执行手卫生。

（2）按照要求处理医疗废物，患者转出或离院后进行终末消毒。

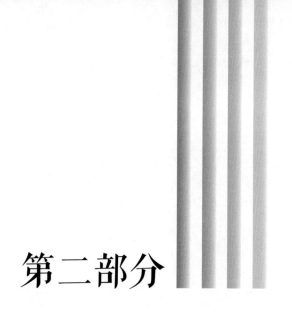

第二部分

照护基础知识

第三章　患者沟通交流

第一节　沟通的技巧与方法

一、概述

语言是沟通交流的工具，是建立良好的护患关系的重要载体。照护师要善用语言的技巧达到有效的沟通，使患者能积极地配合治疗，尽早地恢复健康。照护师还要善于使用美好的语言，避免伤害性语言，讲究与患者沟通的语言技巧，如安慰性语言、鼓励性语言、劝说性语言、积极的暗示性语言等。

二、使用得体的称呼语

称呼语是护患双方沟通的起点，称呼得体会给患者留下好的第一印象，为以后的工作交往打下互相尊重、互相信任的基础。照护师称呼患者要遵循以下原则：

（1）根据患者的身份、职业、年龄等，力求恰当，可征求双方的意见来称呼。

（2）不可用床号等取代称谓，会让患者感觉不受到尊重。避免直呼其名，初次见面称呼姓名更不礼貌；要避免庸俗化称呼，如"老板""小姐"等；不使用歧视性绰号，如"胖子""瘦子"等。

（3）与患者谈及亲属时，适当运用尊称，以示尊重。主动对患者示好常常会得到患者的好感。

（4）注意地域与文化背景。我国民族众多，文化多样，同一称呼在不同地

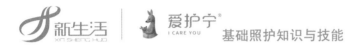

区的含义不同，要注意区别，以免引起不快。

三、利用幽默的语言

幽默风趣的语言可以让人心情为之一振，增强战胜疾病的信心。幽默也是化解矛盾、解释疑虑的很好手段。但是，幽默一定要分清场合，要内容高雅、态度友善、行为适度。幽默的语言范例如图3-1所示。

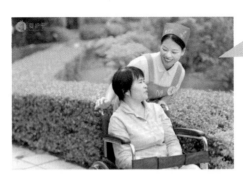

李姐，您昨天剪了头发，是不是觉得自己年轻了十岁？

图 3-1　幽默的语言范例

四、多用称赞的语言

受传统文化的影响，中国人非常看重别人对自己的评价，患者得到医护人员的表扬可以缓解患者患病后的自卑心理，对患者产生深刻影响。赞美他人要注意措辞得当、实事求是，不要夸大其词。

应学会用第三者的口吻间接地赞美他人，发现患者的优点，用生活化的语言去赞美。赞美的内容一定要具体，不可空洞。称赞的语言范例如图3-2所示。

李姐，您说得对！很棒！

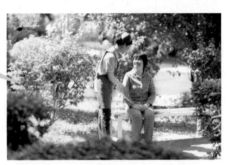

图 3-2　称赞的语言范例

五、善于使用美好的语言

美好的语言不仅使人愉悦，感到亲切温暖，而且还有治疗疾病的作用。照护师每天与患者频繁接触，如果发挥语言的积极作用，必将有益于患者的身心健康，增强护理效果。

（一）安慰性语言

照护师学会安慰性语言可以给病痛中的患者温暖。例如，对于刚入院的患者，照护师自我介绍："我姓王，是您的照护师，您有什么事就叫我，不必客气。"早晨患者起床的时候可询问患者："您昨晚睡得怎么样？"这些虽然是简单的话语，但患者听后会感到亲切愉快。

对于不同的患者应使用不同的安慰话语。例如，对于病程较长的患者可以安慰说："既来之，则安之，睡好、吃好、心情好，病就会慢慢好起来。"

（二）鼓励性语言

医疗照护师对患者的鼓励实际上是对患者的心理支持，对调动患者与疾病作斗争的积极性是非常重要的。因此，医疗照护师应当学会对不同的患者说不同的鼓励性的话（见图3-3）。例如，对病程中期的患者说："治病总要有个过程，贵在坚持！"

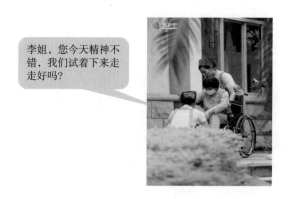

图 3-3　鼓励性语言

（三）劝说性语言

患者常拒绝做不愿意做的事，但往往经照护师的劝说后顺从照护师。因此，

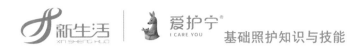

可以劝说患者与病友多交流，多接触积极治疗的患者和治疗后恢复好的患者来给予其他患者治疗的信心。

（四）积极的暗示性语言

积极的暗示性语言可以有效刺激患者的心理活动。例如，看到患者精神气色比较好，可以暗示说："看你气色越来越好，说明治疗得很有效果啊。"这样的话语可以给患者增加继续治疗的信心。

六、照护师的非语言沟通

人与人之间的交往，约有65%是运用非语言沟通的，如手势、目光、面部表情、专业性皮肤接触、空间距离和沉默等身体语言。

非语言沟通是指照护师通过自己的仪表、服饰、神情、动作等表达思想、传递信息的一种重要交流方式。例如，工作中动作粗鲁、放脸盆砸砸碰碰、开关门声音过大等都会给患者及其家属造成不良影响；反之，微笑的表情、轻柔的动作会产生良好的、意想不到的效果。

身体语言有着口语及书面语不可替代的作用。心理学家认为，身体语言信息所显示的意义要比语言信息多得多，而且要深刻得多。应用得好，可起到意想不到的效果，提高患者对照护师服务的满意度。

照护师在日常工作中，应该多注意非语言沟通的学习和应用，不断提高自己的服务水平。

第二节　沟通交流的禁忌

与患者交谈时，不可左顾右盼；不要轻易打断或插话；不要急于纠正患者的言语不当之处；同时避免谈论禁忌话题，注意交流语气及语言。

一、禁忌的话题

（1）涉及个人隐私如收入、婚恋、经历或生理缺陷等的话题。

（2）捉弄人的话题。不要说伤害人的话或用患者的缺陷开玩笑等。

（3）令人反感的话题。尽量不要提起会引起患者悲伤的话题，如亲人去世、家庭矛盾、伦理道德的问题等。

二、禁用的语气

（1）命令式。这种语气会使患者感到不被尊重。

（2）质问式。这种语气会给患者一种受到训斥的感觉，患者会出现抵触情绪，导致交谈失败。

三、禁用的语言

忌用不文明的语言，如脏话粗话、伤害性的语言、过激的语言等。

第三节　特殊服务对象的沟通技巧

一、与传染病患者的沟通

传染病患者最怕的是自己的疾病会危及家人和社会，担心被家庭和社会所疏远，通常会表现出忧郁、沮丧、焦虑、紧张、孤独、自卑、自责与内疚，甚至还会有悲观绝望的心理。

照护师要与患者保持正常的沟通交流，使患者处于有利于治疗和康复的人际环境中；不能有任何嫌弃传染病患者的表现，需克服有些特殊疾病而产生的心理障碍，如艾滋病引起的抑郁等。

注意倾听患者的诉说和解释，多与患者交流，以避免加重患者的孤独感。尽量选用鼓励性语言，鼓励患者战胜病痛。

二、与癌症患者的沟通

癌症的诊断对于患者而言属于坏消息，个体对于坏消息的承受能力取决于性格特点，所以与癌症患者沟通要因人而异。

对于大多数情感正常的患者而言，理性的暗示会使患者的紧张情绪得到部分放松，从而积极地配合治疗。

对于表现出近乎固执的自信的患者，不能强迫患者接受医护人员的意见，要

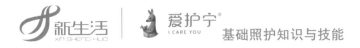

采取很缓和的态度，帮助患者逐渐摆脱对疾病和手术的恐惧。

对于情感脆弱的患者，平静地回避病情可以使他们得到安慰。

而对于文化程度不高的患者，可以对病情轻描淡写，尽量不谈及病情的内容。

很多精神健康的肿瘤患者对于坏消息的承受能力远比人们预料的要强，要让患者看到更多的希望，在精神上逐步把"生存压力"转化为"求生动力"，帮助患者树立治疗的信心，积极配合治疗。

三、与危重症患者的沟通

危重症患者主要指呼吸功能衰竭、循环功能衰竭、严重中毒、重度烧伤、严重颅脑外伤和复合伤患者以及器官移植等大手术随时有生命危险的患者。

危重症患者因病情来势迅猛，起病急、变化快，常有紧张、烦躁、焦虑和垂危感。照护师与危重症患者交流时可不谈及病情，耐心地给予患者抚慰、关心和照料。

一旦病情趋于稳定，患者的痛苦有所减轻，照护师要以稳妥的方式、积极谨慎的话语鼓励患者正确对待疾病，让患者在感到治疗有效的同时，树立与疾病作斗争的信心。

第四章　患者基本照护技巧

第一节　静脉输液患者照护

一、常见的输液方式

（1）普通静脉穿刺针：患者单次采取血标本或短期（<4 小时）的静脉输液（见图 4-1）。

（2）留置针：适用于输液时间长、一天内需要重复输液较多的患者（见图 4-2）。

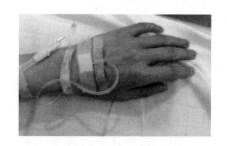
图 4-1　普通静脉穿刺

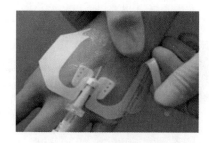
图 4-2　周围静脉置管

（3）经外周中心静脉置管（PICC）：适用于长期静脉输液、化疗患者（见图 4-3）。

（4）中心静脉置管：首选锁骨下静脉置管（见图 4-4）。

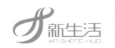

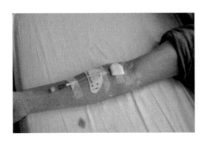

图4-3 外周中心静脉置管

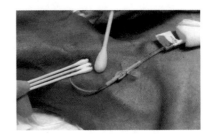

图4-4 中心静脉置管

二、输液前的准备

（1）协助患者如厕，卧床患者可协助在床上使用便器。

（2）协助患者取舒适卧位，病情允许者，可适当摇高床头。

（3）备好生活用品，纸巾、水杯放在小桌上方便患者拿取的位置，呼叫器放于床头。

（4）协助护士准备穿刺用物，输液架放于穿刺侧，将患者专用的止血带、治疗巾备于小桌上。

（5）暴露输液部位，根据留置针位置上卷衣袖。

三、静脉输液照护要点

（1）做好输液前准备工作，如协助患者如厕、暴露输液部位等。

（2）及时通知护士更换液体，确定更换完成后方可离开。

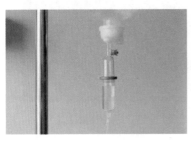

图4-5 输液滴壶

（3）观察输液滴速，禁止调节，并做好对患者及家属的宣教。

（4）观察滴壶液面高度（1/2～2/3），避免下床活动时滴壶倒置（见图4-5）。

（5）输液过程中观察液体滴入是否通畅，针头或输液管有无漏液及气泡，针头有无脱出，输液管有无扭曲、受压。

（6）如患者穿刺部位肿胀、疼痛或全身不适，及时通知护士。

（7）输液过程中加强巡视，若有异常如输液管脱落或患者不适，切勿自行处理，应严格按照应急预案执行。

四、常见的输液反应

（一）发热反应

主要表现：寒战、发热（轻者发热常在38℃左右，重者可达40℃~41℃），并伴有恶心、呕吐、头痛、脉快、周身不适等症状（见图4-6）。

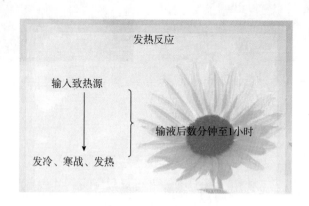

图4-6 发热反应

（二）肺水肿

肺水肿如图4-7所示。

1. 主要原因

滴速过快，在短时间内输入过多液体，使循环血量急剧增加，心脏负荷加大。

2. 症状

输液过程中，患者会出现胸闷、气促、呼吸困难、咳嗽、咳粉红色泡沫样痰，严重时痰液可从口、鼻涌出。

（三）静脉炎

1. 主要原因

（1）长期输入浓度较高、刺激性较强的液体。

（2）留置针留置时间过长。

（3）无菌操作不严格造成局部静脉感染。

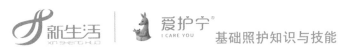
2. 主要症状

（1）沿静脉走向出现条索状红线（见图4-8）。

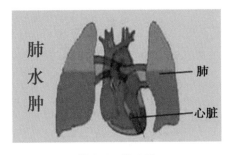

图4-7　肺水肿　　　　　　　图4-8　静脉炎

（2）局部组织红、肿、灼热、痛。

3. 照护措施

（1）抬高患肢并制动。

（2）在护士指导下使用50%硫酸镁进行湿敷（见图4-9）。

（四）空气栓塞

空气栓塞如图4-10所示。

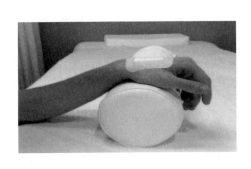

图4-9　硫酸镁湿敷

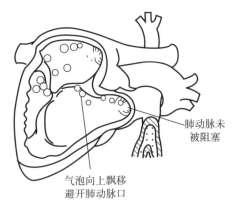

图4-10　空气栓塞

1. 主要原因

（1）输液管内空气未排尽。

（2）导管连接不紧有裂缝。

（3）加压输液、输血时无人陪护。

2. 主要症状

患者感到胸部异常不适，濒死感，随即出现呼吸困难，严重紫绀。

3. 照护措施

在护士指导下协助患者左侧卧位，并保持头低足高位（见图4-11）。

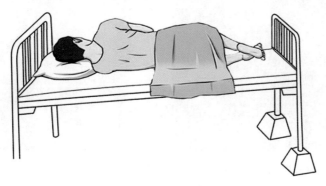

图4-11　头低足高位

五、输液后照护要点

（一）外周静脉输液

（1）输液完毕后穿刺部位按压1~2分钟（至无出血为止），如图4-12所示。

（2）穿刺点不热敷，清洁护理时保持穿刺点干燥。

（3）指导患者避免穿刺侧手臂剧烈活动或过度活动。

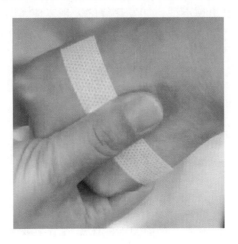

图4-12　穿刺点眼按压

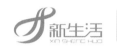 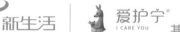

（二）中心静脉及外周中心静脉置管

中心静脉置管和外周中心静脉置管分别如图 4-13 和图 4-14 所示。

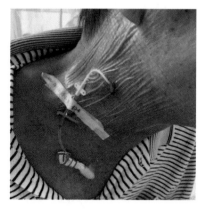

图 4-13　中心静脉置管

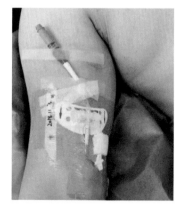

图 4-14　外周中心静脉置管

（1）注意观察患者置管处穿刺点周围有无红肿热痛或有无液体渗出现象。

（2）观察穿刺处敷料有无受污染，或因潮湿而卷边、松脱。

（3）随时观察导管的刻度，注意有无外移、脱出；同时要做好患者的宣教，置管侧肢体勿负重或做一些反复弯曲手臂的动作，睡觉时勿压置管侧肢体。

六、健康教育

（1）叮嘱患者不可自行随意调节输液速度以免发生意外。

（2）告知患者一旦出现不适，如发热等的表现，应及时使呼叫器。

（3）对于长期输液的患者，协助护士做好患者的心理护理，消除其焦虑和厌烦情绪。

第二节　发热识别及照护要点

一、定义

当机体在致热源作用下或各种原因引起体温调节中枢的功能障碍时，体温升高超出正常范围，称为发热（见图 4-15）。

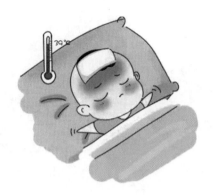

图 4-15 发热

二、临床过程及特点

（1）体温上升期：主要表现为畏寒、寒战、皮肤苍白、无汗，继而表现为体温骤升或缓升（见图 4-16）。

（2）高热持续期：主要表现为皮肤红热、呼吸深快、头痛、口渴、烦躁（见图 4-17）。

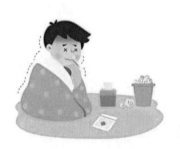

图 4-16 体温上升期

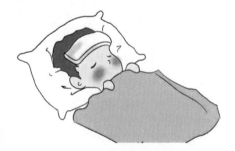

图 4-17 高热持续期

（3）体温下降期：主要表现为大汗、虚脱、皮肤潮湿，体温骤降或渐降（见图 4-18）。

三、发热患者照护要点

（1）发现患者体温异常，及时通知护士。

（2）在护士指导下，采取物理降温措施，如温水擦浴（见图 4-19）。

（3）降温处理后患者可能会大量出汗，应注意保暖，及时为患者更换被服，预防患者着凉。

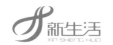 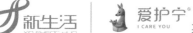

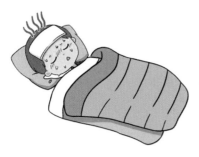

图 4-18　体温下降期

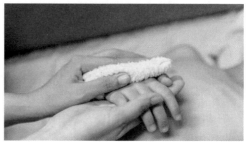

图 4-19　温水擦浴

（4）发热患者应多卧床休息，遵嘱鼓励患者多饮水，1~2 升/天。

（5）保持患者口腔卫生。

（6）密切观察患者体温变化，如有异常及时通知护士。

四、健康教育

（1）指导患者正确测量体温的方法，以保证测量结果的准确性。

（2）告知患者体温的正常值及测量过程中的注意事项。

（3）鼓励患者穿着宽松、棉质、透气衣物，以利于排汗。

（4）指导患者切忌自己使用退热药。

第三节　吸氧患者照护要点

一、常见吸氧方式

（1）鼻导管吸氧：将导管插入鼻腔进行吸氧。此法简单、方便、舒适，进食和饮水时方便摘戴（见图 4-20）。

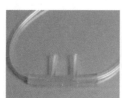 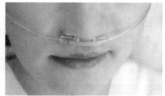

图 4-20　鼻导管吸氧

（2）面罩吸氧：将面罩掩盖患者口鼻吸氧。此法可提供较恒定的吸氧浓度，对鼻腔黏膜刺激小，但是会对进食和饮水造成不便（见图4-21）。

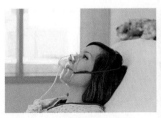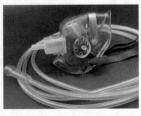

图4-21　面罩吸氧

二、氧气吸入照护要点

（1）切实做好四防：防火、防油、防热、防震，并做好患者及家属的宣教工作（见图4-22）。

（2）不允许照护师擅自为患者调节氧气开关。暂停吸氧时，应在护士的指导下，先摘下吸氧管再关闭氧气开关；使用氧气时，也应在护士指导下，先调节好氧流量再与患者连接（见图4-23）。

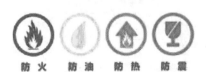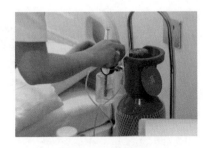

图4-22　氧气四防　　　　　　　图4-23　吸氧操控

（3）暂停吸氧时，保持吸氧管清洁干燥，避免将氧气管吸入端直接暴露在空气中。

（4）常用湿化瓶液为蒸馏水，吸氧时保持水面在 $1/3 \sim 1/2$ 处，如需添加其他液体，应根据患者病情或医嘱情况来定。照护师不允许擅自为患者更换、加减湿化瓶的水。

（5）吸氧过程中，注意观察氧流量及患者情况，如面色、唇色、指甲颜色、呼吸等。

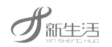 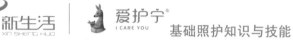

（6）剃须时如遇面罩吸氧的患者，需要护士评估患者的病情，情况允许后换成鼻导管吸氧，剃须后再由护士换成面罩吸氧。

三、健康教育

（1）向患者及家属解释吸氧的目的。

（2）指导患者及家属正确吸氧的方法及注意事项。

第四节　便秘患者照护要点

一、定义

便秘指正常的排便形态改变，排便次数减少，每周排便少于三次，排出过硬的粪便，且排便不畅、困难或常有排便不尽感（见图4-24）。

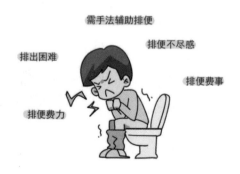

图 4-24　便秘

二、便秘患者的照护要点

（一）帮助患者重建正常的排便习惯

（1）指导患者选择一个合适自身排便的时间。

（2）理想的排便时间是晨起或餐后两小时后（见图4-25）。

（3）每天固定时间排便。

（4）排便时应集中精力，不宜分散注意力，如看手机、看书等（见图4-25）。

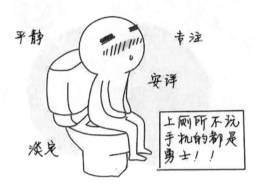

图4-25 良好的排便习惯

（5）嘱患者排便时勿用力，避免发生心、脑血管意外（见图4-26）。

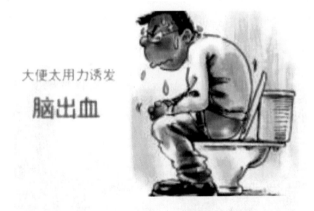

图4-26 预防排便意外

（二）合理安排膳食

（1）遵医嘱指导患者多食含纤维素高的食物，如玉米面、荞麦面、水果、蔬菜等（见图4-27）。

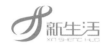

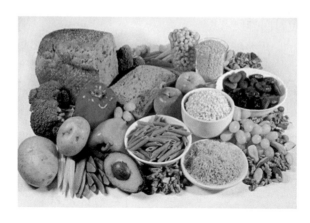

图 4-27　高纤维食物

（2）少食辛辣刺激食物。

（3）在护士指导下嘱患者多饮水，一般情况下每日不少于 2000mL，尤其是每日晨起或餐前饮一杯温开水，可促进肠蠕动，刺激排便反射。

（三）提供适当的排便环境

创造一个安静隐蔽的环境。例如，拉上围帘或用屏风遮挡，避开查房、治疗护理和进餐时间，有利于患者排便的顺畅（见图 4-28）。

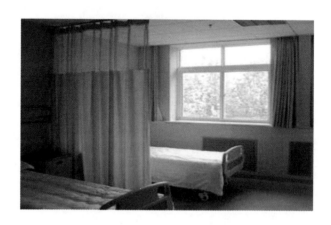

图 4-28　良好的排便环境

（四）选取适宜的排便姿势

（1）床上使用便盆时，除非有特别禁忌（如脊柱损伤等），可摇高床头，利用重力作用增加腹内压促进排便。

（2）对手术患者，在手术前应有计划地训练其在床上使用便盆。

（五）鼓励患者适当运动

（1）在病情允许下鼓励患者进行力所能及的运动，按个人需要制订活动计划并协助患者进行。

（2）卧床患者可进行床上活动，如保持膝部伸直做收腹抬腿等（见图4-29）。

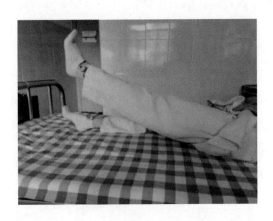

图4-29　床上运动

（六）腹部按摩

每日双手按摩腹部，以肚脐为中心顺时针方向按摩腹部，每日数次，每次不少于30圈，以增强胃肠蠕动能力（见图4-30）。

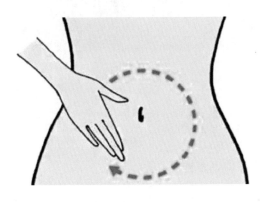

图4-30　按摩腹部

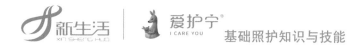

三、协助使用开塞露的方法

（1）使用前将直管部尖端剪断，注意修剪管口，使其圆润，避免划伤或扎伤患者肛周黏膜。

（2）协助患者取左侧卧位，双腿弯曲，退裤子至膝部，暴露肛门；臀下铺护理垫，便盆放于床旁。

（3）照护师在患者右侧，取卫生纸备用，用左手分开患者臀部，露出肛门；右手捏挤出开塞露球部内的药液少许，润滑管口及肛门，待开塞露直管部全部插入肛门内后，将球部药液全部挤净后拔出（见图4-31）。

（4）叮嘱患者保持左侧卧位5~10分钟后，才能进行排便，使药液在肠腔内与粪便充分接触致粪便软化，同时药液可以刺激肠蠕动，促进粪便的排出。

（5）照护师将便盆放于患者臀部下，待大便排出后及时清除粪便，清洁肛周皮肤，协助患者取舒适卧位。

（6）如仍不能排出大便，应及时通知护士。

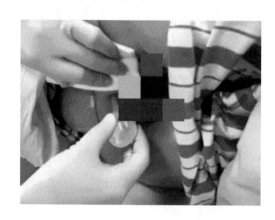

图4-31　开塞露灌肠

（七）开塞露通便

开塞露通便流程图如图4-32所示。

四、人工取便法辅助患者排便

人工取便是指照护者用手指取出嵌顿在直肠内的粪便，常用于大便硬结滞留于直肠内，用一般方法（如灌肠或通便后）不能解除便秘的患者。

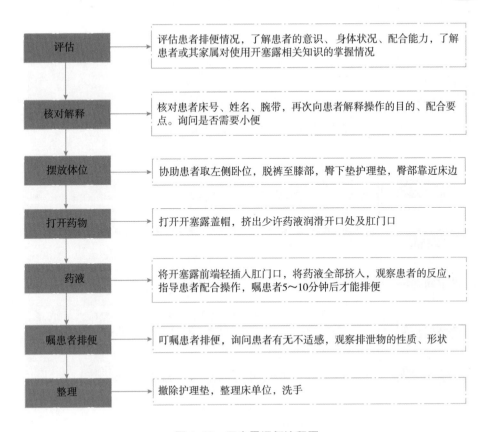

图 4-32 开塞露通便流程图

（一）目的

（1）为便秘的患者解决排便。

（2）增进舒适，预防并发症。

（二）操作前准备

1. 照护师的准备

（1）沟通解释：告知患者人工取便的目的，以取得配合。

（2）查看了解：在护士指导下评估患者的意识状态、血压，便秘伴随的症状，患者有无腹痛、腹胀、肛门疼痛等，了解患者有无直肠、肛门的相关病史及配合程度。

（3）个人防护：衣服整洁，指甲短，洗手，戴口罩。

2. 用物准备

准备护理垫、手套、弯盘、润滑液、纸巾等，必要时备清洁床单、衣裤。

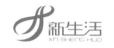 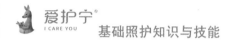

3. 环境准备

室温适宜，温度调至 22℃~26℃，夏天关闭空调，酌情关闭门窗；拉上隔帘或窗帘。

（三）操作流程

人工取便法辅助患者排便操作流程图如图 4-33 所示。

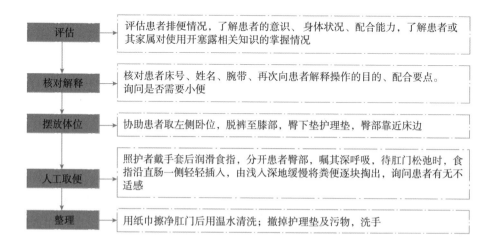

图 4-33　人工取便法辅助患者排便流程图

（四）总体评价

（1）动作轻、稳、熟练，避免指甲划破患者皮肤。

（2）关爱患者，与患者有良好沟通。

（3）灵活处理相关情况。

（五）注意事项

（1）注意保暖，不过多暴露患者身体。

（2）操作者指甲要短，操作时动作要轻柔，勿使用器械，避免误伤直肠黏膜。

对患有痔疮的患者，要尽可能避开痔疮，询问患者疼痛情况，将手指从患者不觉疼痛的地方插入。

（3）操作过程中观察患者有无躁动、面色苍白、出汗、疲倦等，注意观察有无出血。

（4）抠粪过程中，如有出血或明显不适应立即停止，必要时报告医护人员。

（5）操作后观察腹胀、腹痛是否减轻。

五、健康教育

（1）向患者及家属讲解保持正常排便习惯的重要性。

（2）指导患者及家属保持健康的生活习惯以维持正常排便。

第五节　患者睡眠照护要点

一、睡眠的生理作用

睡眠是人类活动的重要组成部分，是人类的基本生理需要，也是一种生物节律。睡眠具有消除疲劳的作用，对神经活动的正常进行起着积极的作用。

二、常见睡眠障碍

常见的睡眠障碍如图 4-34 所示。

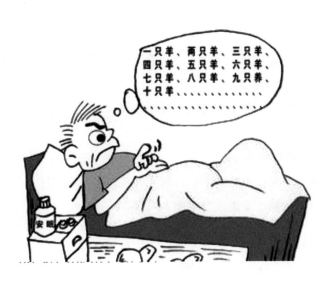

图 4-34　睡眠障碍

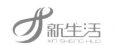 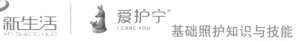
（1）失眠。

（2）睡眠过度。

（3）睡眠干扰。

（4）睡眠性呼吸暂停。

三、睡眠环境及床单位的准备要求

（一）环境准备

（1）光线准备：夜间关闭病室顶灯及壁灯，打开地灯（见图4-35）；白天拉窗帘或隔帘遮挡病房光线，避免光线直射眼睛。

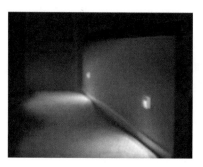 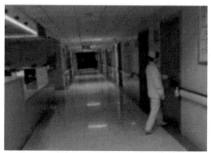

图4-35　夜间光线准备

（2）减少噪声：保持病房安静，照护师做到四轻"说话轻、走路轻、开关门轻、操作轻"。

（3）保持空气新鲜：睡前、睡后应开窗通风。

（二）床单位准备

睡前整理床单位如图4-36所示。

（1）床单清洁干燥、平整无皱褶；被套、被芯整洁无异味，薄厚适度。

（2）枕头清洁干燥，平卧位时平患者肩部。

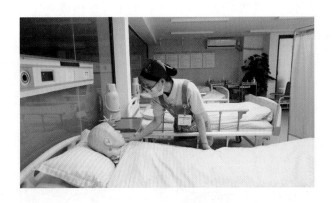

图 4-36　睡前整理床单位

四、促进睡眠的方法

（一）一般护理

（1）睡前应取下眼镜、义齿、配饰等，穿着宽松、柔软的病号服。

（2）晚餐宜清淡，不宜过饱；睡前避免饮浓茶和咖啡，控制夜间饮水量，防止夜尿多影响睡眠。

（3）睡前避免剧烈活动及情绪激动。

（4）指导患者不要在床上看报纸、玩手机。

（5）采取正确的睡姿，一般以右侧卧位为主。

（6）睡前排空大小便。

（二）温水足浴

温水足浴可改善足部的血液循环，消除疲劳，促进睡眠。

五、睡眠照护要点

（1）观察患者的呼吸频率是否异常，正常成人的呼吸频率为 16~20 次/分，超过 24 次/分，称为呼吸增快，常见于高热、缺氧患者；小于 12 次/分，称为呼吸过缓，呼吸过缓常见于肝功能衰竭、颅内压升高、肾功能衰竭、呼吸衰竭等疾病。

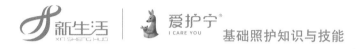

（2）观察患者的呼吸节奏是否均匀，有无加深加快或变浅变慢，有无鼾声、呼吸暂停（见图4-37）。

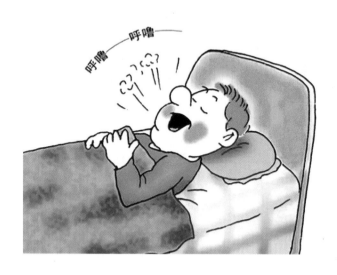

图 4-37　睡眠障碍

（3）在睡眠中协助患者保持舒适体位并使用床栏，骨折、伤口、皮肤破溃处应避免受压，保持引流管及输液管道通畅，防止打折、压于身下，并定时协助患者更换体位，减轻压迫和身体疲劳。

（4）协助患者盖被保暖，避免受凉。

第五章　患者照护安全

第一节　标本运送安全

一、预防标本丢失、打碎或溅洒的安全措施

（1）运送过程中要确保标本运送箱的盖子严密（见图5-1）。

（2）不可直接用手拿标本或把标本放入衣服口袋等运送到检验科，以防造成标本打碎或丢失。

（3）运送途中注意避开湿滑的地面、行人及障碍物，以防摔倒或碰翻转运箱。

（4）运送时各项标本的管口必须保持垂直向上放置，以防洒泼。

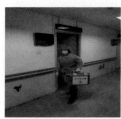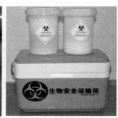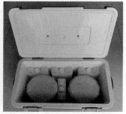

图5-1　密闭式标本运送

二、预防送错标本、延误时间送检、自身感染及环境污染的安全措施

（1）专人运送或专用运输系统，专用标本运送箱（血标本、便/痰标本、病理标本、其他标本分别运送等）如图5-2所示。

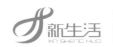

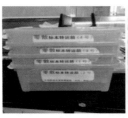 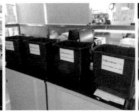 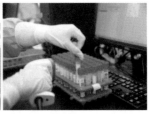

图 5-2　标本运送专用工具

（2）及时送检，保证标本时效。

（3）运送前后应与相应科室工作人员做好交接，清点标本数量、记录种类、检查标签是否清晰及盖子是否严密。

（4）严格执行标本送检操作规范。

三、安全知识小贴士

标本运送工作程序和注意事项如图 5-3 所示。

标本运送工作程序
在科室核对标签并分类→了解各类标本是否正确→送检验科相关科室→
与检验科医务人员交接、签收

注意事项

➤ 运送正常的标本不能超过9点；急查标本尽量不超过20分钟
➤ 运送标本前必须检查条形码标签上的检验名称与标本是否相符，对好床号、性别、姓名及所化验项目，并分类放好
➤ 发现问题：如标本有偶溶血或血块，或不正确等现象，要及时报告科室护士或护士长
➤ 如有疑问需与护士确认后再送检
➤ 员工个人工作出错时，要及时汇报科室和公司管理人员，不能隐瞒或拖延时间

图 5-3　标本运送工作程序和注意事项

四、相关知识链接

（一）案例：标本丢失

1. 事件经过

照护师小丽负责心外科送检标本、陪检和取退药等工作。某天，因运送箱被尿液污染还在消毒中，小丽觉得再去取一个运送箱比较麻烦，看血标本也不多，就把送检样本放口袋里了。在送检标本途中，小丽先在药房取药，后到放射科预约检查，再到检验科送标本时，发现标本不全，丢失1管。

2. 错误点

（1）照护师未使用专用工具运送标本。

（2）照护师的工作流程不对，应以运送标本为先。

3. 应急预案

应急流程及相关注意点如图5-4所示。

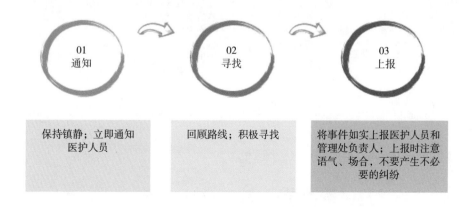

图5-4　标本丢失应急预案

（二）案例：标本打碎、溅洒

1. 事件经过

某照护师，负责循环标本运送，按工作流程循环收取各科室标本，在收完ICU标本后，因专用电梯故障维修，便改乘客梯下楼前往检验科，在准备进电梯时与从电梯出来的路人发生碰撞，造成运送箱脱手，摔在地上，标本发生泄漏，

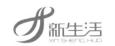 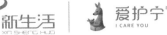

溅洒在地面上。

2. 错误点

（1）照护师未走专用通道运送标本。

（2）照护师进电梯时未注意避让出电梯的乘客。

3. 应急预案

应急流程及相关注意点如图 5-5 所示。

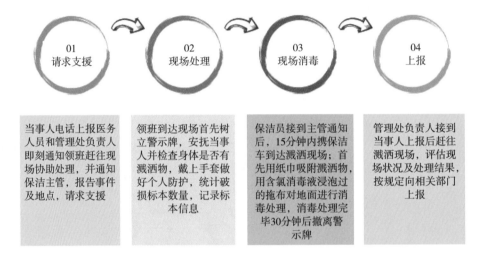

01	02	03	04
请求支援	现场处理	现场消毒	上报
当事人电话上报医务人员和管理处负责人即刻通知领班赶往现场协助处理，并通知保洁主管，报告事件及地点，请求支援	领班到达现场首先树立警示牌，安抚当事人并检查身体是否有溅洒物，戴上手套做好个人防护，统计破损标本数量，记录标本信息	保洁员接到主管通知后，15分钟内携保洁车到达溅洒现场；首先用纸巾吸附溅洒物，用含氯消毒液浸泡过的拖布对地面进行消毒处理，消毒处理完毕30分钟后撤离警示牌	管理处负责人接到当事人上报后赶往溅洒现场，评估现场状况及处理结果，按规定向相关部门上报

图 5-5　标本打碎、溅洒应急预案

第二节　患者送检安全

一、预防送检患者发生意外（跌倒、摔伤、走失等）或加重病情的安全措施

（1）运送患者检查前要对陪同人员进行确认，以防止运送过程中患者发生意外或病情加重。陪同人员确认如图 5-6 所示。

陪同检查人员确认

➤ 需要医护人员陪同的患者：有输液、氧气等管道的患者；运送过程中对病情及生命造成影响的患者
➤ 需要家属陪同的患者：做腹部增强CT检查的患者；无法自主站立的患者；做正侧位放射检查需要予以协助的患者；年龄低于14岁及超过65岁的患者；痴呆老人或精神异常者
➤ 可以由照护师单独搬运及运送的患者：运送过程中不对病情及生命造成影响的患者；由医护人员确认可以由照护师单独搬运及运送的患者

图5-6 陪同人员确认

（2）规范执行患者运送程序，详见第三部分第八章第二节《患者转运照护技术》，以防运送过程中患者身体移位或跌倒、摔伤、走失等（见图5-7）。

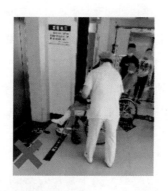

图5-7 不规范的运送操作

（3）请确保安全带的有效固定，针对痴呆老人使用轮椅，应使用特制安全带，可有效防止患者从轮椅上跌落（见图5-8）。

（4）带患者外出检查时，与调度做好交接，告知患者或家属检查完毕后在原地等候，调度通知护送队员接患者回科室或到下一检查点。

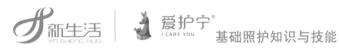

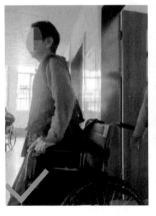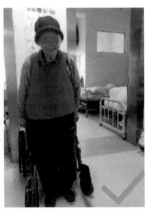

图 5-8　安全带有效固定

（5）送检具有走失风险的患者，检查过程中务必保证患者在安全视线范围内。

二、预防送错患者安全措施

（1）在运送过程中必须严格落实三查七对［三查：检查前、检查中、检查后；七对：床号、姓名、性别、年龄、床头卡（手腕带）、检查项目、检查部位］制度，查对无误后方可执行。

（2）到床边查对时必须在患者应答无误后方可操作；无回应或意识不清、老年痴呆等特殊患者应请家属协助辨认；身份不详患者（无名氏）使用床头卡、腕带、临时代号等进行查对（见图 5-9）。

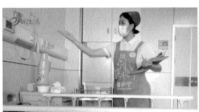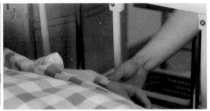

图 5-9　身份识别

（3）查对患者姓名时，照护师以询问患者叫什么名字为主，进行反问式双向查对。

（4）照护师送检操作前应向患者或家属主动解释操作目的及注意事项，取得理解和配合，并能保证患者身份识别的准确性（见图5-10）。

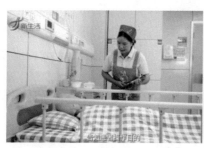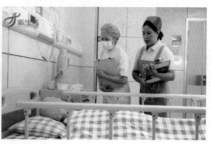

图5-10　沟通解释

三、安全小贴士

（一）遵守照护师岗位职责

（1）在管理处主任的领导下，服从调配员的工作安排，负责分管区域的护送工作，遵守上下班制度。

（2）自觉遵守文明用语及服务禁语，注意服务态度和礼貌礼节，不得与患者、同行、同事吵闹，以免影响医院及公司形象。

（3）坚守工作岗位，不脱岗，禁止上班干私活。

（4）上班时间按要求统一穿戴，统一服务形象。

（5）积极参加公司组织的学习培训，不断提高业务水平，按要求完成学习任务。

（6）端正工作态度，提高思想认识水平，强化服务意识，发扬吃苦耐劳、乐于助人、拾金不昧的精神，争当优秀员工。

（7）负责责任区送检患者、报告单、会诊单、标本及科室周末轮休顶岗安排。

（8）负责送检患者的照护人员注意途中安全，随时观察患者的病情变化，发现问题及时报告相关的医务人员。

（9）负责使用平车的清洁保养，每次使用前务必检查平车安全情况，有问题及时报告科室或检修，不允许使用不清洁的、不完好的平车。

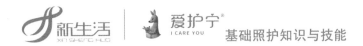

（10）对送检患者注意沟通交流，语气轻柔、态度和蔼可亲，尽量减少患者压抑紧张心理。在运送检查过程中，注意观察和安抚患者的情绪变化，发现自己不能控制情况出现时，及时汇报就近或本科室的医务人员。

（二）运送患者注意事项

（1）熟悉运送操作程序及要求。

（2）在送检前务必要了解送检患者的基本情况，核对床号、姓名、检查部位、检查项目；送手术患者务必要了解患者是否完成术前用药等手术前必备的事项；备好床单、液体、氧气袋、药物、病历本等。

（3）用平车运送时务必系好安全带、上好床栏，送检途中要小心推行，动作轻缓；手术患者过平车交接时一定要注意交接程序，务必刹车稳妥才过平车；送检重病患者须经过医务人员评估，必要时须有相关的医务人员陪同。

（4）不能行走或行动不便的患者一定要使用轮椅或平车；在排队等候检查时要做好患者的安置工作；和患者交代清楚要检查项目和检查室，检查完后要把患者送回科室并告诉照护人员。

（5）照护师在送检途中不能无故丢下患者离开，有特殊情况离开时一定要与患者或患者家属交代清楚，做好解释工作，且离开时间不能过长（不超过20分钟）；在场的照护师有责任和义务看管留下的患者。

（6）照护师从科室主管护士手中接单时必须要核对好所有的单据，并做好记录；当天不能完成的检查，一定要在记录本上标明，以便第二天检查；有预约项目要做好预约安排，并把预约时间通知科室和患者；交代患者注意事项，有问题必须及时报告科室相关的医务人员。

（7）照护师之间相互交接单时必须要交代清楚，协助的照护师一般从主要负责的照护师手上接单（急查例外），并做好记录。

（8）照护师在安排患者检查时要分轻重缓急，急重先行，轻缓延后。

（9）每位照护师按时完成自己负责科室的护送，照护师之间相互做好协调和配合工作。

（10）照护师在工作过程中，不得有消极怠工及拖拉行为，应力争以最快的时间完成每一项工作。

（11）照护师在工作过程中必须团结协作、密切配合，根据需要随时协助其他同事的工作。

（12）照护师必须在每天下午下班前了解负责科室次日护送检查工作，做好次日检查安排。

（13）照护师工作时间内没有完成的本职工作，应自觉加班完成。如因个人原因无法按时完成的，应提前上班，必须在工作限制时间内完成，不得影响对患者及职工的正常服务。

（14）照护师及机动人员随时服从管理人员及领班的临时工作调配，不能以任何理由推脱。

四、相关知识链接

案例：患者检查走失

1. 事件经过

患者杨阿姨，因肺炎入院，同时患有老年痴呆症。经治疗一段时间后，杨阿姨病情稳定，并多次要求回家。照护师小王，遵医嘱陪同患者去做 CT 检查。将杨阿姨带到 CT 室后，小王去彩超科取报告单，返回后却发现杨阿姨已走失不见踪迹。小王顿时慌了，立刻给主管打电话。后通过监控，多方找寻，在急诊科找回杨阿姨。

2. 错误点

（1）对于患有失智症（老年痴呆）的患者，照护师未能识别出患者具有走失风险。

（2）照护师疏忽大意，离开前未与医护或者患者做好沟通、交接。

3. 应急预案

患者检查走失应急流程及相关注意点如图 5-11 所示。

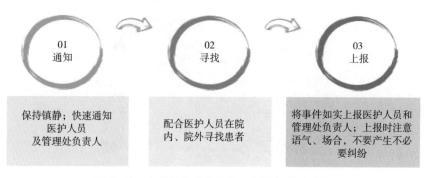

图 5-11　患者检查走失应急流程及相关注意点

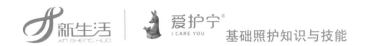

第三节 协助患者日常照护安全

一、预防协助用药错误的安全措施

（1）加强培训员工照护工作"十不允许"，定期抽检员工的培训效果，提高照护师不越权操作的意识。

（2）为了便于员工记忆，将照护工作"十不允许"编成记忆口诀（一不解释、不敷二袋、不接三管、不碰四患一儿、五不操作）。

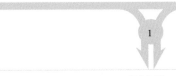

记忆口诀

➤ 一不解释：不解释、议论病情
➤ 不敷二袋：不私自使用热水袋、冰袋
➤ 不接三管：不私自接氧气管、输液管、引流管
➤ 不碰四患一儿：不擅自触碰术后、骨科、危重、鼻饲患者及新生儿
➤ 五不操作：不进行任何无菌护理技术操作

图 5-12 "十不允许"记忆口诀

（3）照护师应在护士的指导下对患者进行生活照护和医护辅助工作，不得涉及医疗护理技术操作方面的工作。

（4）对患者实施生活照护操作前应由护士评估确认后方可进行（见图 5-13）。

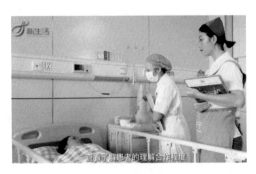

图 5-13 护士评估

二、相关知识链接

（一）案例：协助用药错误

1. 事件经过

患者李阿姨，因动脉硬化性脑梗死入院，神志不清。遵医嘱，患者需使用内用祛痰喷剂和外用预防压疮润滑喷剂。因两种药物外观相似，照护师马姐误将药物用反，导致患者出现不良反应。家属要求照护师承担后续一切不良后果。此事经科室主任协调方平息，但给公司带来了严重不良影响。

2. 错误点

（1）照护师缺乏责任心，未能正确分辨两种药物。

（2）照护师超出工作允许的范围，协助患者用药前未与护士核对。

3. 应急预案

应急流程及相关注意如图 5-14 所示。

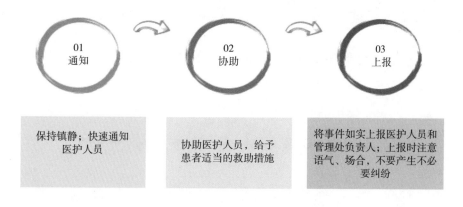

01 通知	02 协助	03 上报
保持镇静；快速通知医护人员	协助医护人员，给予患者适当的救助措施	将事件如实上报医护人员和管理处负责人；上报时注意语气、场合，不要产生不必要纠纷

图 5-14　协助用药错误应急流程及相关注意点

（二）案例：患者病情变化

1. 事件经过

患者李阿姨，72 岁，患有高血压。一日李阿姨起床后去卫生间时，突然晕倒在地上，照护师小王发现后先把李阿姨扶到床上，然后跑到护士站去大声通知护士。

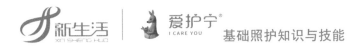

2. 错误点

（1）患者晕倒后照护师移动患者。

（2）照护师遇事不镇静，大声喧哗。

3. 应急预案

应急流程及相关注意点如图 5-15 所示。

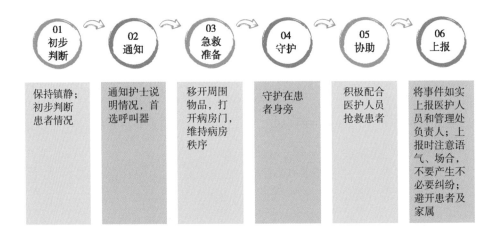

图 5-15　患者病情变化应急流程及相关注意点

第四节　预防跌倒/坠床安全照护

一、预防跌倒/坠床的安全措施

照护师应准确掌握容易摔倒/坠床的高危因素（见图 5-16），并采取相应的预防措施。

（1）患者独处时必须使用床栏；为患者翻身时要使用床栏。

（2）病室光线要充足，夜晚留小夜灯。

（3）保持病室整洁、地面干燥，有水渍时要及时清理。

（4）将呼叫器及患者常用物品放于易取位置。

> 跌倒/坠床高危因素
>
> ➤老人、儿童、肢体障碍者、意识障碍、无定向感、视力模糊、贫血、血压不稳、虚弱、服用镇静安眠降压药、有跌倒史
> ➤夜间、晨起、离床活动时、无人守护时
> ➤床边、洗手间、水房、楼梯、走廊
> ➤不使用床栏、有障碍物（床摇柄未收起）、地面湿滑、光线昏暗、衣物不适

图 5-16　跌倒/坠床的高危因素

（5）患者衣、裤、鞋大小要合适，鞋底防滑。

（6）教会患者起床"三步曲"（见图 5-17）：醒来平躺 30 秒；床上静坐 30 秒；慢慢起身在床边站立 30 秒。如无不适，再缓慢行走。

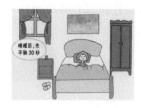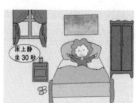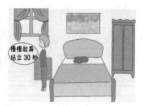

图 5-17　起床三步曲

（7）轮椅及病床不移动时，要用脚刹固定。

（8）增强安全意识，高危患者活动前做好安全评估，必要时予以搀扶。

（9）对于躁动患者，和护士沟通，经家属同意，给予适度束缚。

二、相关知识链接

（一）案例：跌倒

1. 事件经过

患者李阿姨，72 岁，患肺气肿。入院当天，照护师马姐为其洗脚，由于打的水太多，地上洒了一片水渍。洗完脚后，马姐去倒洗脚水，把李阿姨留在了床

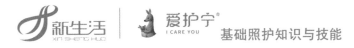

边。马姐尚未返回期间，李阿姨自行下床，地面湿滑，不慎跌倒造成骨折。此事引发服务纠纷，家属要求赔偿10万元。但经多次协商后，双方最终商定公司赔偿5万元，照护师赔偿5000元。

2. 错误点

（1）照护师对跌倒高危人群缺乏评估。

（2）地面有水渍，照护师未及时清理。

（3）离开前，没有提醒患者暂不下床。

（4）患者独处时未使用床栏。

（二）案例：坠床

1. 事件经过

患者蔡阿姨，74岁，因脑出血入院。手术治疗后，蔡阿姨病情平稳，并由监护室转至普通病房。照护师小王在夜班时看蔡阿姨已经睡着了，就擅自离岗。蔡阿姨半夜醒来想去卫生间，看照护师不在身边就自行下床，结果从床上掉了下来，摔到了头部，造成二次出血，最终抢救无效死亡。此事造成严重护理事故，共赔偿30万元，其中公司承担25万元，照护师承担5万元，并开除责任人。

2. 错误点

照护师擅自脱岗，违反劳动纪律。

3. 跌倒/坠床应急预案

应急流程及相关注意点如图5-18所示。

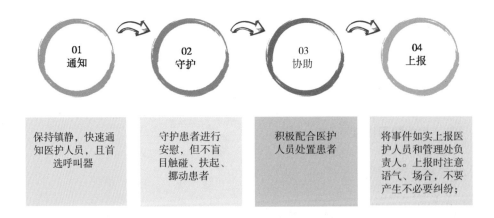

图5-18 跌倒/坠床应急流程及相关注意点

第五节　预防噎食/误吸安全照护

一、预防噎食安全措施

照护师应准确掌握噎食的易发因素（见图 5-19），采取相应的预防措施。

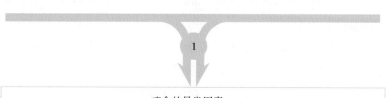

噎食的易发因素
➤ 患者吞咽、咀嚼能力差；进食时体位不当
➤ 意识不清或精神疾病患者；照护师喂食不当、食物选择不当

图 5-19　噎食的易发因素

（1）食物选择：遵医嘱给予易于咀嚼和吞咽的软食或半流质饮食，如粥类、面条等；食物宜软、宜小、宜碎；尽量不吃花生米、汤圆等易发生噎食的食物。

（2）协助患者进食时，可给予患者坐位或半坐位。不宜坐位者取侧卧位或平卧位，并头偏向一侧，以防食物逆流引起呛咳。

（3）喂食的方法：喂食速度宜慢，待患者完全咽下再喂第二口，喂食过程中不催促患者；小口吞咽，每次喂食量以汤匙 1/2~2/3 为宜；固体食物和液体食物应轮流喂食。

（4）进食时，患者应情绪平稳、注意力集中，避免谈话说笑或看电视。

二、预防误吸安全措施

照护师应准确掌握噎食的高危因素（见图 5-20），以便采取相应的预防措施。

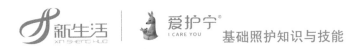

误吸的高危因素

▷ 老年痴呆症患者；吞咽及咳嗽反射减弱的患者；麻醉反应引起呕吐

图 5-20　误吸的高危因素

（1）咳嗽、多痰、喘息的患者进食前应充分咳痰，以减轻喘息，避免进食中咳嗽，导致误吸。

（2）协助患者进食时，可给予患者坐位或半坐位，不宜坐位者取侧卧位或平卧位并头偏向一侧，以防食物逆流引起呛咳。

（3）进食过程中，避免聊天说笑，并认真观察患者反应。

（4）鼻饲前查看胃管刻度，检查是否脱出；推注速度不宜过快；鼻饲后保持半坐位至少 30 分钟，避免食物逆流。

（5）手术患者，术前遵医嘱协助患者禁食水；全麻术后患者在护士指导下给予去枕平卧位，头偏向一侧，并加强陪护。

三、相关知识链接

（一）案例：噎食

1. 事件经过

患者张大爷，脑梗死后遗症恢复期，长期卧床，吞咽能力较差。住院期间，家人送来了张大爷最爱吃的汤圆。照护师小王在喂食时，并没有发觉饮食不妥，并把整个汤圆喂下去，结果汤圆又滑又黏，直接就卡在张大爷的食道里，造成了噎食，经医护抢救后才脱离危险。家属表示了强烈的不满，最终医院不仅退了本期护理费，还额外赔偿 3000 元。

2. 错误点

照护师不具备风险意识，喂食前未对食物进行评估。

（二）案例：误吸

1. 事件经过

患者女性，75 岁，因脑梗入院。经过治疗，患者病情平稳。照护师李姐，遵医嘱给予患者半流质饮食。一次用餐期间，李姐与患者聊天说笑，患者意外呛咳并导致误吸。

2. 错误点

照护患者饮食时，照护师与患者聊天说笑，增加误吸风险。

（三）噎食/误吸应急预案

应急流程及相关注意点如图5-21所示。

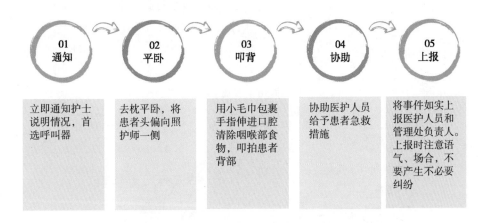

图5-21　噎食/误吸应急流程及相关注意点

第六节　预防压力性损伤安全照护

一、预防压力性损伤的安全措施

照护师应准确掌握压疮的高危人群和好发部位（见图5-22），以便采取相应的预防措施。

（1）选择衣物面料：应注意选择剪切力、摩擦力小的面料。

（2）体位变换应注意：定时变换体位，减少受压部位承受压力的时间；变换体位时应减少摩擦力和剪切力；侧卧时尽量选择30°侧卧位。

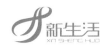 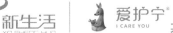

1

压疮的高危人群

➤ 长期卧床者；老年患者；瘦弱、营养不良、糖尿病、肥胖的患者；瘫痪患者；水肿患者；大小便失禁患者；限制活动，如石膏固定、牵引的患者；严重认知障碍的患者；手术患者

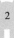

2

压疮的好发部位

➤ 长期受压部位，特别是缺乏脂肪组织保护、无肌肉包裹、肌层薄弱的骨隆突处，如：骶尾部及足跟部、髋部、膝关节内外侧、内外踝处及与医疗器械接触部位等

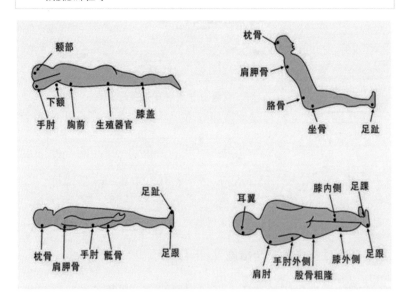

图 5-22　压疮高危人群和好发部位

（3）增加支撑面：应做到保持床单位清洁，注意皮肤卫生，减小局部受压因素，选择合适支撑面如气垫床等能增加受力面积的器械，以达到有效预防压力性损伤发生的目的。

（4）正确使用约束带：约束带松紧适宜，以能放进两指为宜，两小时放松一次。

（5）保护特殊部位：对特殊部位，如骨突处、关节处、医疗器械下方进行保护。

（6）营养支持：在病情允许的情况下给予高热量、高蛋白、高维生素食物，保持正氮平衡。

二、相关知识链接

案例：压力性损伤

1. 事件经过

患者陈奶奶，入院诊断为肺炎、糖尿病，且病情较重，活动能力较差。照护师秦姐，未按时协助翻身，且夜间陈奶奶出现尿失禁也没有及时发现和处理，晨起交班时发现陈奶奶骶尾部皮肤潮红，并出现水疱。

2. 错误点

（1）照护师缺乏风险意识，未能判断出患者属于压力性损伤高风险人群。

（2）照护师缺乏责任心，不能遵照护嘱及时为患者翻身，夜间生活护理失职。

3. 应急预案

应急流程及相关注意点如图 5-23 所示。

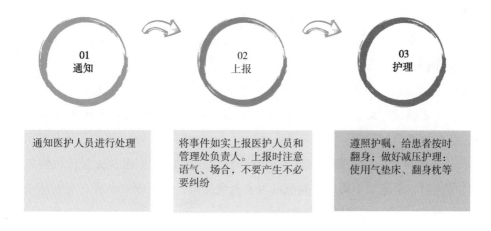

01 通知	02 上报	03 护理
通知医护人员进行处理	将事件如实上报医护人员和管理处负责人。上报时注意语气、场合，不要产生不必要纠纷	遵照护嘱，给患者按时翻身；做好减压护理：使用气垫床、翻身枕等

图 5-23　压力性损伤应急流程及相关注意点

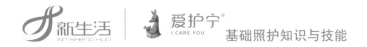

第七节　预防管道脱落安全照护

一、预防管道脱落安全措施

照护师应准确掌握管道脱落的高危因素（见图5-24），以便采取相应的预防措施。

管道脱落的高危因素

➤ 协助患者翻身、移向床头时；协助患者下床活动时。更换衣物、被服时；护理昏迷躁动患者时；老年患者睡眠时

图 5-24　管道脱落的高危因素

（1）妥善固定：各种管道应有标识，妥善固定，防止脱落，保持管道的通畅，避免翻身时牵拉，一般以悬挂床沿即可，引流袋不可拖地。

（2）保持引流管通畅：保持引流通畅，严禁私自关闭引流开关，避免受压、扭曲或打折成角，以免影响引流。

（3）引流物的观察：观察引流物颜色性质及量，如突然出现血性引流液应及时通知护士。

（4）防脱管：协助患者翻身、下床活动时，先妥善安置引流管，检查导管接口处是否衔接牢固，避免牵拉脱出；患者躁动时，应有人看护或进行肢体约束，以免患者自行拔管。

（5）防逆流：引流袋的位置不能高于患者引流口的平面。留置导尿的患者离床活动时，集尿袋不得超过膀胱高度并避免挤压，防止尿液反流，导致感染的发生。

（6）防感染：保持各种引流管与伤口或黏膜接触部位的清洁干燥。

二、相关知识链接

（一）案例：输液器插头脱落

1. 事件经过

某患者输液过程中翻身动作较大，牵拉了输液器，与输液瓶连接的插头掉了下来，照护师小张看见后，赶紧拿起输液器回插到输液瓶里。这一幕正好被赶到的护士看见，护士批评了小张，并为患者重新更换了液体和输液器。此事引发纠纷，家属要求由照护师承担重新更换的费用。

2. 错误点

（1）照护师缺乏无菌观念，把脱落的输液器回插到液体里，造成液体污染。

（2）照护师不了解静脉输液的照护要点。

（二）案例：输液器接口不严

1. 事件经过

某患者手腕部保留静脉留置针，输液过程中，患者未有不适主诉，照护师小李看液体还有一大瓶，就玩起了手机。10分钟后，患者感觉床单潮湿，小李掀开被子一看才发现输液器和留置针的接口不紧密，有液体漏出。

2. 错误点

照护师缺乏责任心，输液过程中未注意观察输液管道。

3. 应急预案

应急流程及相关注意点如图 5-25 所示。

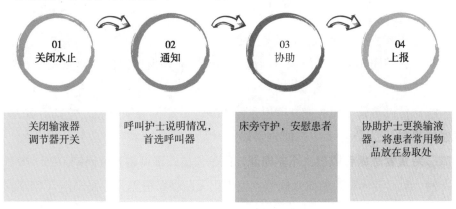

图 5-25　输液器接口不严应急流程及相关注意点

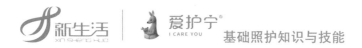
（三）案例：管道滑脱

1. 事件经过

患者男性，58 岁，左侧股骨头置换术后 1 天，并保留引流管。照护师小刘，在为患者卧床更单时，忘了引流管的事。撤床单时，小刘把裹在里面的引流管带了出来。此事引起了患者和家属的强烈不满。

2. 错误点

照护师在操作患者卧床更单前未妥善放置引流管。

3. 应急预案

应急流程及相关注意点如图 5-26 所示。

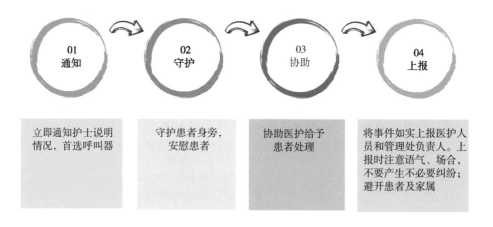

01 通知	02 守护	03 协助	04 上报
立即通知护士说明情况，首选呼叫器	守护患者身旁，安慰患者	协助医护给予患者处理	将事件如实上报医护人员和管理处负责人。上报时注意语气、场合，不要产生不必要纠纷；避开患者及家属

图 5-26　管道滑脱应急流程及相关注意点

4. 患者发生管道滑脱后的应急处理

（1）胸腔闭式引流管滑脱：嘱患者屏气，应先捏紧封闭置管处皮肤再呼叫护士。

（2）静脉置管滑脱：应立即用无菌棉签或纱布按压穿刺点，防止出血过多，再呼叫护士。

（3）胃管、尿管脱出：应立即通知医护人员，不可将管道回纳。

（4）T 形管、腹腔引流管脱落：应先用无菌纱布覆盖，并按压伤口。

第八节　个人安全防护

一、预防针刺伤安全措施

（1）禁止直接用手去拿被污染的破损玻璃制品，应使用刷子、垃圾铲和夹子等器械处理。

（2）被污染的锐器应尽快废弃至密闭、防刺破和防泄漏的容器中。禁止将手伸入存放被污染器具的容器中。

（3）禁止弯曲被污染的针具，禁止双手回套针帽，禁止用手分离使用过的针具和针管，禁止重复使用一次性医疗用品。

（4）职业安全意识教育：对新入职员工就预防针刺伤的重要性等进行安全意识培训；积极参加医院组织多种形式的感染管理相关活动，建立和强化照护师安全文化观念和意识。操作前先评估再行动。

二、相关知识链接

案例：针刺伤

1. 事件经过

2020 年 5 月 17 日凌晨 2：00，当班护士在给 30 床患者治疗过程中，把拔下的输液针头临时放在治疗盘中的弯盘内。当时，隔壁患者说要用个棉签，请照护师帮忙拿棉签，照护师从治疗盘中取出棉签的时候，棉签袋子碰到固定针头的胶带，带起输液针头，在分离胶布和棉签袋子时输液针头扎在了左手食指指尖处（当时未出血）。随后，照护师发现该患者患有乙肝。

2. 错误点

（1）夜间光线不良，针头未放在利器盒内。

（2）照护师违反操作规程，触碰护士操作的治疗盘。

（3）医院感染管理科重视不够。

3. 应急预案

应急流程及相关注意点如图 5-27 至图 5-31 所示。

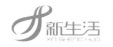
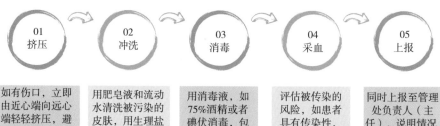

01 挤压	02 冲洗	03 消毒	04 采血	05 上报
如有伤口，立即由近心端向远心端轻轻挤压，避免挤压伤口局部，尽可能挤出损伤处的血液	用肥皂液和流动水清洗被污染的皮肤，用生理盐水冲洗被污染的黏膜	用消毒液，如75%酒精或者碘伏消毒，包扎伤口	评估被传染的风险，如患者具有传染性，接触者应抽血送化验	同时上报至管理处负责人（主任），说明情况

图5-27　针刺伤应急流程及相应注意点

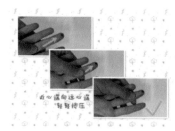

图5-28　挤压

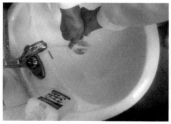

图5-29　冲洗

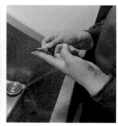

图5-30　消毒

伤口处理：1挤-2冲-3消

在科室现场，伤口处理越及时、越彻底，效果越好

↓

评估伤口，了解患者基本情况

↓

上报科室，填写锐器伤登记表，采血，按时随访

↓

上报不良事件，分析原因，提出整改措施

图5-31　针刺伤暴露处理流程

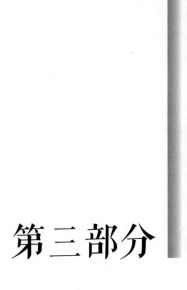

第三部分

照护基本技术应用

第六章　生活照护基本操作技能

第一节　头部清洁照护技术

一、床上洗头操作规范

（一）目的

（1）去除头皮屑和污物，清洁头发，减少感染机会。

（2）按摩头皮，促进头部血液循环，增进舒适。

（3）维护患者自尊和自信。

（二）操作前准备

1. 照护师准备

（1）沟通解释：告知患者洗头的目的，以取得配合。

（2）查看了解：在护士指导下查看患者头部皮肤的完整性、头发的清洁程度和患者对洗发用品的喜好。

（3）个人防护：衣服整洁，指甲短，洗手，戴口罩。

2. 用物准备

床上洗发器、浴巾、1块干毛巾、1块小方纱，2个棉球、一次性治疗巾、洗发露、水杯、脸盆、1个污水桶、水壶、热水、凉水、梳子、镜子、吹风筒。

3. 环境准备

室温适宜，冬天温度调至22℃~26℃，夏天关闭空调，酌情关闭门窗，拉上隔帘或窗帘。

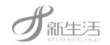 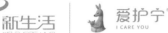
（三）操作流程

床上洗头操作步骤如图6-1所示。

核对解释	核对患者床号、姓名、腕带，再次向患者解释操作目的、配合要点，询问是否需要大小便
移床	将病床向下移动离墙50cm，取下床头板，方便操作
备热水	水温略高于体温，以不超过40℃为宜。口述：测试水温，如果有水温计可直接用水温计测试，如果没有水温计可用操作者的前臂内侧皮肤进行测试
取合适卧位	解开衣服第一粒扣子，将患者衣领内折，颈部围上毛巾，一次性治疗巾（起到防水作用）铺于枕上，浴巾铺于一次性治疗巾的上面（从下往上的顺序为：枕头、一次性治疗巾、浴巾），抬起患者颈肩部，将头肩部移向床边，并将枕头移于肩下
放置洗发器	（1）一只手托头部，另一只手将床上洗发器垫于头下，排水管端接污水桶，棉球塞于耳内。 （2）嘱咐患者闭上双眼，用小方纱盖于眼部
正确洗发	（1）测试水温合适后，照护师一只手持水杯缓慢倾倒温水于患者头上，询问水温是否合适；另一只手揉搓头发至全部淋湿后取适量洗发液于掌心，涂遍头发，用手指腹揉搓头发、按摩头皮，方向由发际向头顶部。 （2）温水冲净头发，必要时重复使用一次洗发液，再用温水洗净。一手持水杯缓慢倾倒温水于患者头上，另一只手揉搓头发至洗发液冲洗干净。 （3）用眼部纱布擦干面部水渍，用颈部毛巾包裹头发，一只手托患者头部，另一只手撤去洗发器及一次性治疗巾，移至头部。 （4）取出耳内棉球，用包头毛巾擦干头发，梳通头发，用吹风筒吹干，梳理整齐，长发者根据患者喜好扎起或编辫子。 （5）撤去头下浴巾，将患者头肩部移回床头
整理	放回床头板，恢复病床原高度，整理床单位，协助患者取舒适体位，询问患者的感受，把床头铃交给患者，致谢
用物处理	清洗毛巾、水盆，用物归位放置，洗手、脱口罩，开窗通风

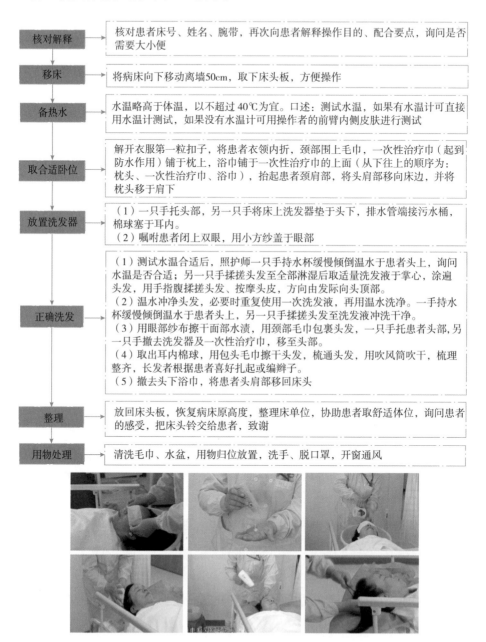

图6-1　床上洗头操作步骤

（四）总体评价

（1）动作轻、稳、熟练，避免指甲划破患者皮肤。

（2）关爱患者，与患者良好沟通。

（3）灵活处理相关情况。

（五）注意事项

（1）避免患者受凉。

（2）治疗、进食前30分钟不洗头。

（3）随时观察患者的反应，询问感受。

（4）动作稳妥，不可强拉硬拽。

（六）健康教育

（1）告知患者经常洗头可保持头发卫生，促进头部血液循环和头发生长，并能保持良好的外观形象，维护自信。

（2）指导家属掌握卧床患者床上洗发的知识和技能。

二、床上梳发操作规范

（一）目的

去除头皮屑和污秽，促进头部血液循环，维持头发整齐美观，愉悦身心。

（二）操作前准备

1. 照护师准备

（1）沟通解释：向患者解释目的、方法、注意事项及配合要点。

（2）查看了解：查看了解患者头部皮肤的完整性、头发的清洁程度，在护士的指导下根据患者的情况，采取平卧位、坐位或半坐卧位。

（3）个人防护：衣服整洁，指甲短，洗手，戴口罩。

2. 用物准备

干毛巾、梳子、镜子、纸袋，必要时备发夹、发绳、30%乙醇。

3. 环境准备

移开床头桌、椅，关好门窗，调节室温，光线充足或有足够的照明。

（三）操作流程

床上梳发操作步骤如图6-2所示。

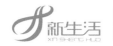

（四）总体评价

（1）动作轻稳、熟练，避免指甲划伤患者皮肤。

（2）关爱患者，与患者有良好的沟通。

（3）发型美观、整洁。

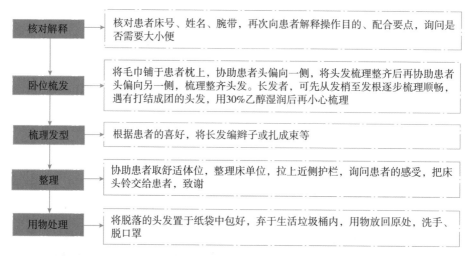

核对解释	→	核对患者床号、姓名、腕带，再次向患者解释操作目的、配合要点，询问是否需要大小便
卧位梳发	→	将毛巾铺于患者枕上，协助患者头偏向一侧，将头发梳理整齐后再协助患者头偏向另一侧，梳理整齐头发。长发者，可先从发梢至发根逐步梳理顺畅，遇有打结成团的头发，用30%乙醇湿润后再小心梳理
梳理发型	→	根据患者的喜好，将长发编辫子或扎成束等
整理	→	协助患者取舒适体位，整理床单位，拉上近侧护栏，询问患者的感受，把床头铃交给患者，致谢
用物处理	→	将脱落的头发置于纸袋中包好，弃于生活垃圾桶内，用物放回原处，洗手、脱口罩

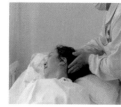 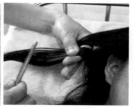 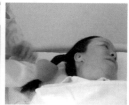

图 6-2　床上梳发操作步骤

（五）注意事项

（1）动作稳妥，不可强拉硬拽。

（2）治疗、进食前 30 分钟不梳头。

（3）尊重患者意愿适当修剪发型，以便梳理。

（4）选择圆钝齿长柄梳子，以防损伤头皮，鼓励患者尽量自行梳头。

（六）健康教育

（1）指导患者了解经常梳理头发的重要性及掌握正确梳理头发的方法，促进头部血液循环和头发生长代谢，保持头发整齐和清洁。

（2）维持良好的个人外观，改善心理状态，保持乐观心情。

第二节　面部清洁照护技术

一、床上洗脸操作规范

（一）目的

为卧床、活动受限、生活不能自理的患者清洁面部，促进血液循环，增进舒适，预防感染，维护患者自尊。

（二）操作前准备

1. 照护师准备

（1）沟通解释：向患者解释目的、方法、注意事项及配合要点。

（2）查看了解：在护士指导下查看了解患者的自主能力，脸部皮肤的完整性、清洁程度和患者使用洗面乳的喜好。

（3）个人防护：衣服整洁，指甲短，洗手，戴口罩，必要时备两条浴巾。

2. 用物准备

脸盆、毛巾、热水、洗面乳或洗面皂、润肤乳。

3. 环境准备

环境整洁、明亮，室温适宜。

（三）操作流程

床上洗脸操作步骤如图6-3所示。

（四）总体评价

（1）动作轻稳、熟练，避免指甲划伤患者皮肤。

（2）关爱患者，与患者有良好的沟通。

（3）灵活处理相关情况。

（五）注意事项

（1）对于洗脸毛巾，患者之间不互用，且与洗脚毛巾分开使用。

（2）洗眼睛时用力适当，方法正确，避免压伤眼球。

核对解释	→	核对患者床号、姓名、腕带，再次向患者解释操作目的、配合要点，询问是否需要大小便
备热水	→	脸盆中倒好热水，以不超过40℃为宜
摆体位	→	置盆于床旁桌上，将一条浴巾铺于患者枕上，另一条浴巾盖于患者胸部，将毛巾浸湿，拧半干
折叠毛巾	→	将毛巾叠成手套状，包于照护者手上
洗脸顺序	→	擦洗眼、额、面颊、鼻、耳、下颌部、颈部，视情况使用洁面乳或洗面皂，用清水擦洗干净
洗眼睛	→	将小毛巾对折成四层，用四个角分别擦洗内眦到外眦
洗额头	→	折叠毛巾：围绕手心和四个手指折叠，毛巾的左右两边包绕四个手指后反折，将边缘塞于掌根与毛巾之间，由额中间分别向左再向右擦洗
洗鼻部	→	由鼻根擦向鼻尖
两颊、耳部	→	从鼻翼、鼻唇间、下巴再向两侧擦洗两颊、耳部、下颌
颈部	→	由中间分别向左再向右擦洗
整理	→	洗后涂润肤霜，协助患者取舒适体位，整理床单位，拉上近侧护栏，询问患者的感受，把床头铃交给患者，致谢
用物处理	→	清理用物并放回原处，洗手、脱口罩

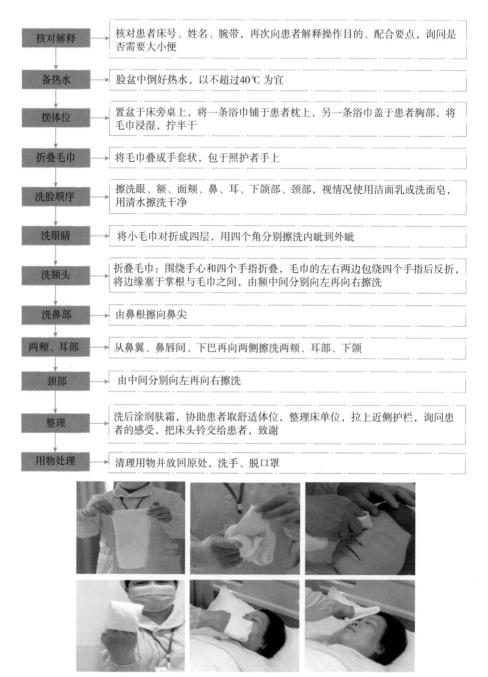

图6-3 洗脸操作步骤

（3）眼睛周围不用洗面乳，避免洗面乳流入眼内。

（六）健康教育

向患者讲解面部清洁的意义、方法及擦洗注意事项。

二、床上剃须操作规范

（一）目的

（1）修剪胡须，保持患者个人卫生。

（2）维护患者个人良好形象。

（二）操作前准备

1. 照护师准备

（1）沟通解释：告知患者修整胡须能保持面部清洁、舒适，预防和减少感染，以取得配合。

（2）查看了解：在护士指导下查看患者下颌部皮肤情况。

（3）个人防护：衣服整洁，指甲短，洗手，戴口罩。

2. 用物准备

患者的剃须刀、剃须膏、2 条毛巾、面霜、镜子、脸盆（内盛半盆不超过40℃为宜的温水）。

3. 环境准备

病房环境干净、明亮，温度适宜。

（三）操作规范

床上剃须操作步骤如图 6-4 所示。

（四）总体评价

（1）动作有序、熟练。

（2）灵活处理相关情况。

（五）注意事项

（1）面部皮肤褶皱较多及老年患者，宜使用电动剃须刀。剃须时要绷紧皮肤，以免损伤皮肤。

（2）若胡须较坚硬不易剃除，可先用温热毛巾热敷 5~10 分钟再操作。

（3）如遇面罩吸氧的患者，需要护士换成鼻导管吸氧，剃须后再由护士换成面罩吸氧。

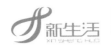
核对解释	→	核对患者床号、姓名、腕带，再次向患者解释操作目的、配合要点，询问是否需要大小便
摆放体位	→	携用物至床旁，帮助患者摇起床头，放下近侧床栏，将患者的盖被向下折至胸部，协助患者坐起或取舒适的卧位
协助剃须	→	在晨起洗脸后，将干毛巾围于患者颈部；涂抹剃须膏（用电动剃须刀不需要涂抹剃须膏），协助患者一只手绷紧皮肤，另一只手持剃须刀，从面部一侧至另一侧、从上到下顺毛孔剃须，再逆毛孔刮刮，剃毕用毛巾擦净剃须部位；检查面部胡须是否剃净，若有遗漏再重复操作
涂润肤霜	→	拿镜子给患者自己查看是否满意，得到确认后涂少量润肤霜，以保持胡须部位皮肤的柔软和舒适
整理	→	整理床单位，协助患者取舒适体位，拉起床栏，询问患者的感受，把床头铃交给患者，致谢
用物处理	→	清洗患者的毛巾，清洁剃须刀，用物归位放置，洗手、脱口罩

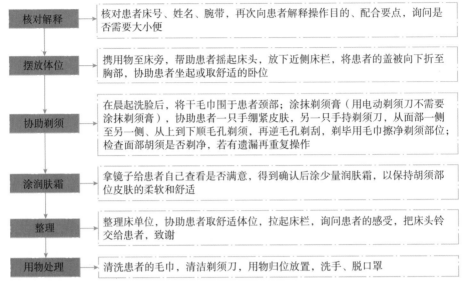

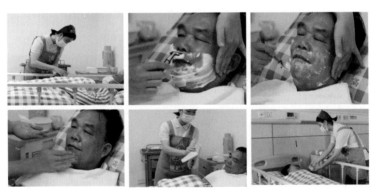

图 6-4　床上剃须操作步骤

（4）注意患者不适，如患者主诉皮肤疼痛应立即停止，并检查皮肤。

（5）为气管切开或气管插管患者剃须时，应避免导管脱落，如有导管脱落或呼吸机、监护仪报警的情况，应立即通知护士处理。

（6）为气管切开患者剃须时，应避免胡须落在气管导管或气切导管内；操作后如污染气管切开固定处纱布，应及时通知护士。

第三节 口腔清洁照护技术

一、床上漱口操作规范

（一）目的

保持口腔清洁、无感染，去除口腔内残留物和异味，增加患者舒适感。

（二）操作前准备

1. 照护师准备

（1）沟通解释：向患者解释目的、方法、注意事项及配合要点。

（2）查看了解：在护士指导下查看了解患者的意识状态、自理能力、合作程度、口腔黏膜状态。

（3）个人防护：衣服整洁，指甲短，洗手，戴口罩。

2. 用物准备

1个水杯、1根吸管、1个一次性水杯或小碗、1条毛巾、1支润唇油（必要时）、手电筒。

3. 环境准备

环境整洁，温度适宜。

（三）操作流程

床上漱口操作流程如图6-5所示。

（四）总体评价

（1）动作轻稳、熟练。

（2）关爱患者，与患者有良好的沟通。

（3）灵活处理相关情况。

（五）注意事项

（1）卧床患者漱口时，口角边垫好毛巾避免打湿被服。

（2）每次含漱口水的量不可过多，避免发生呛咳或误吸。

（3）若患者有活动义齿，需取下，洗净放入冷开水杯中，漱口后再戴上。

（4）昏迷患者禁止漱口，以免引起误吸。

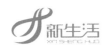

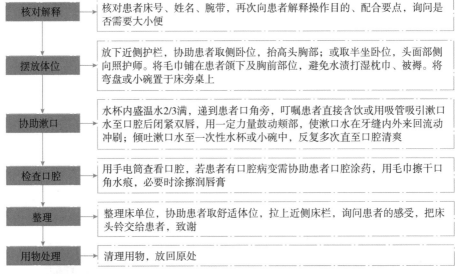

核对解释	→	核对患者床号、姓名、腕带，再次向患者解释操作目的、配合要点，询问是否需要大小便
摆放体位	→	放下近侧护栏，协助患者取侧卧位，抬高头胸部；或取半坐卧位，头面部侧向照护师。将毛巾铺在患者颌下及胸前部位，避免水渍打湿枕巾、被褥。将弯盘或小碗置于床旁桌上
协助漱口	→	水杯内盛温水2/3满，递到患者口角旁，叮嘱患者直接含饮或用吸管吸引漱口水至口腔后闭紧双唇，用一定力量鼓动颊部，使漱口水在牙缝内外来回流动冲刷；倾吐漱口水至一次性水杯或小碗中，反复多次直至口腔清爽
检查口腔	→	用手电筒查看口腔，若患者有口腔病变需协助患者口腔涂药，用毛巾擦干口角水痕，必要时涂擦润唇膏
整理	→	整理床单位，协助患者取舒适体位，拉上近侧床栏，询问患者的感受，把床头铃交给患者，致谢
用物处理	→	清理用物，放回原处

图 6-5　漱口操作步骤

（5）传染病患者的用物需按消毒隔离原则处理。

（六）健康教育

（1）向患者解释保持口腔卫生的重要性。

（2）介绍口腔护理相关知识，并根据患者存在的问题进行针对性指导。

二、床上刷牙操作规范

（一）目的

保持口腔清洁、无感染，去除口腔内残留物和异味，促进食欲，增加患者舒适感。

（二）操作前准备

1. 照护师准备

（1）沟通解释：向患者解释漱口的目的，取得配合。

（2）查看了解：在护士指导下查看患者口腔黏膜有无破损、是否使用义齿。

（3）个人防护：衣服整洁，指甲短，洗手，戴口罩。

2. 用物准备

牙刷、牙膏、手电筒、漱口杯（内盛温开水 2/3 满）、接水盆、干毛巾、护理垫、润唇膏。

3. 环境准备

宽敞、光线充足或有足够的照明。

（三）操作规范

协助刷牙操作规范如图 6-6 所示。

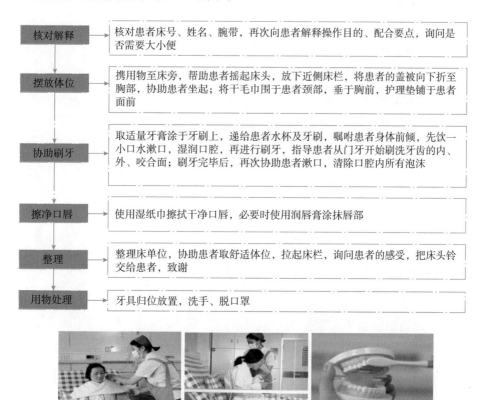

图 6-6　协助刷牙操作步骤

（四）总体评价

（1）动作有序、熟练。

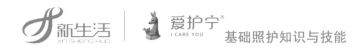

（2）灵活处理相关情况。

（3）牙刷以大小、软硬适中为宜。

（五）注意事项

（1）对于松动的牙齿要小心处理，不能用力刷牙；发现牙齿松动后及时通知护士进行处理。

（2）刷牙时间为每天起床、睡前为宜。

（3）牙刷应保持干燥，防止细菌滋生。

（4）对于使用中的活动义齿，每天至少清洁两次。

（5）存放义齿的容器应专人专用。

（六）健康教育

（1）正确选择、使用口腔清洁用具。

（2）指导患者采用正确的刷牙方法。

（3）正确使用牙线。

第四节　身体清洁照护技术

一、床上擦浴操作规范

（一）目的

（1）为卧床患者清洁皮肤，预防感染。

（2）促进血液循环，增进舒适度。

（3）维护患者自尊。

（二）操作前准备

1. 照护师准备

（1）沟通解释：告知患者擦浴的目的，取得配合。

（2）查看了解：在护士指导下查看患者的皮肤状况，了解病情，确定是否可以擦浴。

（3）个人防护：衣服整洁，指甲短，洗手，戴口罩。

2. 用物准备

大浴巾、小毛巾，脸盆，脚盆，温水，（50~52℃，按照年龄，季节和个人习惯增减水温）、洗面奶、沐浴露或洗浴皂、一次性手套、一次性垫单、水温计，备干净衣裤。

3. 环境准备

室温适宜，冬天温度调至22℃~26℃，夏天关闭空调，酌情关闭门窗，拉上隔帘或窗帘。

（三）操作规范

床上擦浴操作步骤如图6-7所示。

（四）总体评价

（1）动作轻稳、流程熟练。

（2）关爱患者，与患者有良好沟通。

（3）灵活处理相关情况。

（五）注意事项

（1）擦洗中注意观察患者反应，如出现寒战、面色苍白、脉速等情况应立即停止，并注意保暖，随时遮盖身体暴露部位，保护其隐私并防止受凉。

（2）视清洁度随时更换清水和调整水温，如患者皮脂腺分泌少、皮肤很干可不用洗浴液。

（3）洗脸、洗脚、洗会阴的毛巾、脸盆分开使用。

（4）协助患者翻身前应把床栏拉起，防止坠床；翻身过程中避免拖、拉、拽，防止擦伤皮肤。

（六）健康教育

（1）向患者讲解皮肤护理的意义、方法及进行床上擦浴时的注意事项。

（2）教育并指导患者经常观察皮肤，预防感染和压力性损伤等并发症。

二、会阴清洁操作规范

（一）目的

（1）为卧床患者清洁会阴部，去除异味，保持清洁。

（2）预防感染，增进舒适。

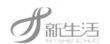
核对解释 → 核对患者床号、姓名、腕带，再次向患者解释操作目的、配合要点，询问是否需要大小便

测量水温 → 脸盆内盛放50~52℃温水，1/2~2/3满，用水温计或者手腕测量温度，并让患者自测适宜温度

方法 → 1.松开盖被，协助患者脱去衣裤；2.大浴巾垫于擦拭部位下，小毛巾浸入温水，拧至半干，以不滴水为宜，缠于手上呈手套状；3.以离心方向擦浴；4.擦浴毕，用大浴巾擦干皮肤

擦洗顺序 → 先对侧，后近侧：1.眼睛：从内眦到外眦；2.鼻：从眉心向下，从一侧鼻孔到另一侧；3.嘴角：自左上开始，环绕一周；4.脸颊：从额头中间向一侧到脸颊部，再到下颚；5.耳：耳轮→耳廓→耳后→颈部；6.双上肢：身下铺好大浴巾，按顺序擦拭：颈外侧→肩→肩上臂外侧→前臂外侧→手背→手心→前臂内侧→上臂内侧→腋窝→侧胸，近侧同理；7.前胸部：颈部向下，采取Z字形擦法至腹部；8.腰背部：协助患者取侧卧位，铺好大浴巾，从颈下肩部→臀部，擦拭毕，穿好上衣；9.双下肢:身下铺好大浴巾，按顺序擦拭:髋骨外侧→下肢外侧→脚踝→内踝→下肢内侧→腹股沟→臀下→大腿后侧→腘窝→足跟，近侧同理，擦浴完毕及时用浴巾擦干并包裹，穿上裤子；10.双足：脚盆内盛放1/2~2/3温水，放入双足，清洗并适当按摩，洗毕擦干

时间 → 每侧（四肢、腰背部）3分钟，全过程15~20分钟内

操作后处理 → 1.擦浴毕，根据需要更换干净衣裤，帮助患者取舒适体位；2.整理床单位，拉开窗帘或撤去屏风；3.整理用物，清洗后晾干；4.询问患者是否有其他需求，给予人文关怀，可以多用表情和手势，得到患者的认可

观察记录 → 1.在擦浴过程中，照护者要随时观察患者的反应，及时沟通、交流，如有不适感，立即停止；2.记录擦浴时间，患者在擦浴过程中的反应

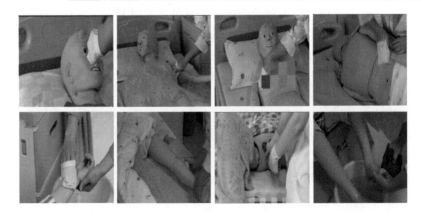

图6-7 床上擦浴操作步骤

（二）操作前准备

1. 照护师准备

（1）沟通解释：告知患者清洁会阴的目的、方法、注意事项及配合要点。

（2）查看了解：在护士指导下查看患者的配合程度、肢体活动度。

（3）个人防护：衣服整洁，指甲短，洗手，戴口罩。

2. 用物准备

护理垫、浴巾、水壶、温水（水温不超过40℃）、毛巾、清洁衣裤、一次性手套、水盆、污水桶。

3. 环境准备

关好门窗，调节室温到22℃～26℃；用屏风或布帘遮挡，保护隐私。

（三）操作流程

会阴清洁操作步骤如图6-8所示。

（四）总体评价

（1）关爱患者，与患者有良好沟通。

（2）灵活处理相关情况。

（五）注意事项

（1）保护患者隐私，注意保暖。

（2）擦拭会阴部的脸盆、毛巾应专用。

（3）擦洗时应由上到下、由前向后，避免往返擦洗。

（4）动作轻柔，避免粗鲁操作，以免损伤皮肤。

（5）女性患者月经期，宜采用会阴冲洗。

（六）健康教育

（1）指导患者经常检查会阴部卫生情况，及时做好清洁护理，预防感染。

（2）指导患者掌握会阴清洁方法。

三、患者足部清洁操作规范

（一）目的

（1）清洁患者双足，去除异味。

（2）促进血液循环，增进舒适。

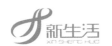
核对解释	→	核对患者床号、姓名、腕带，再次向患者解释操作目的、配合要点
取合适的体位	→	（1）协助患者侧卧，将一次性治疗巾铺于患者臀下，再协助其平卧。 （2）照护师协助其脱去对侧裤子盖于近侧下肢，屈膝，两腿分开，并将浴巾盖远侧下肢，暴露会阴部及大腿上1/3处
备水	→	脸盆内放温水（水温不超过40℃），并将毛巾浸于脸盆内，放于床旁椅上，卫生纸放在便于取用处
女性患者擦拭	→	（1）戴一次性手套，从上向下擦洗两侧大腿根部且每擦洗一个部位需要清洗毛巾或更换毛巾部位。 （2）从上向下擦洗大阴唇及小阴唇间黏膜部分。 （3）将毛巾折成条状，从上向下擦洗阴阜、尿道口、阴道口及肛门
男性患者清洁	→	（1）戴一次性手套，擦洗两侧大腿根部且每擦洗一个部位需要清洗毛巾或更换毛巾部位。 （2）提起阴茎，由尿道口向外环形擦洗阴茎头部，清洗毛巾，反复擦洗，直至擦干净为止。 （3）沿阴茎头部向阴茎根部擦洗，注意擦洗阴茎皱褶下皮肤。 （4）擦洗阴囊部，将阴囊托起，轻轻擦洗阴囊下皮肤皱褶处，再擦洗肛门
整理	→	撤掉护理垫，脱去手套，协助患者穿好衣裤；整理床单位，协助患者取舒适体位，拉起床挡，询问患者的感受，把床头铃交给患者，致谢
用物处理	→	清洗患者的毛巾、水盆，用物归位放置，洗手、脱口罩，开窗通风

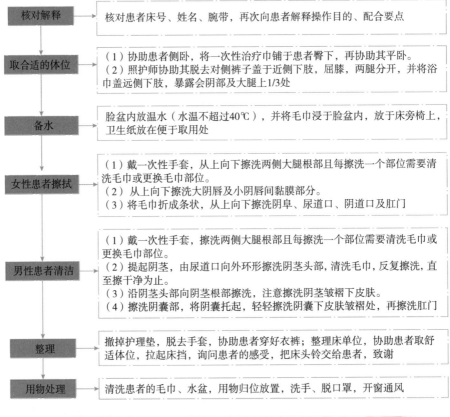

图 6-8　会阴清洁操作步骤

（二）操作前准备

1. 照护师准备

（1）沟通解释：告知患者清洁足部的目的、方法、注意事项及配合要点。

（2）查看了解：在护士指导下查看患者的足部皮肤、趾甲情况，了解有无足部病变。

（3）个人防护：衣服整洁，指甲短，洗手，戴口罩。

2. 用物准备

温水（水温不超过40℃）、足盆、护理垫、干毛巾、软枕、护肤霜，必要时备香皂、指甲剪。

3. 环境准备

病房环境干净、明亮，温度适宜。

（三）操作流程

足部清洁操作步骤如图6-9所示。

核对解释	核对患者床号、姓名、腕带，再次向患者解释操作目的、配合要点，询问是否需要大小便
取舒适卧位	放下近侧床栏，患者取仰卧位、屈膝；掀开盖被，被尾向床边折；取一软枕垫在患者膝下，将护理垫铺于脚下，裤管卷至膝部
准备热水	足盆内倒好热水，盛至足盆的1/2满；测试温度（水温不超过40℃），将足盆置护理垫上
按顺序洗脚	先放一足于盆内，询问患者水温合适后，再放入另一足，浸泡数分钟；用小毛巾揉搓足部，必要时使用香皂，揉搓顺序为：小腿→脚踝→足背→足跟、足底→脚趾、趾缝
整理	拧干毛巾，擦干双脚，必要时修剪趾甲；撤去用物，用护肤霜涂抹双脚。整理床单位，协助患者取舒适体位，拉起床栏，询问患者的感受，把床头铃交给患者，致谢
用物处理	清洗患者的毛巾、足盆，用物归位放置，洗手、脱口罩

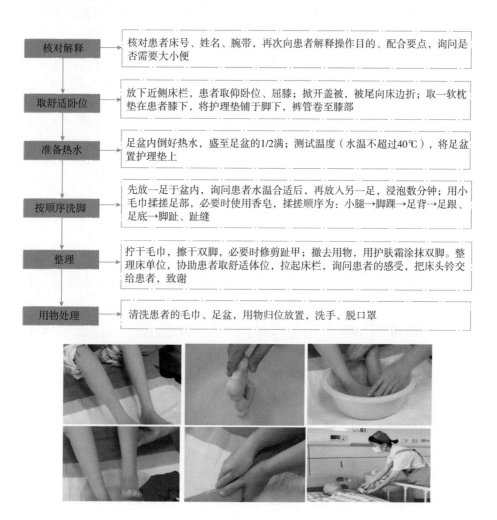

图6-9　足部清洁操作步骤

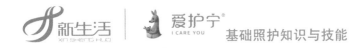

（四）总体评价

（1）关爱患者，与患者有良好沟通。

（2）灵活处理相关情况。

（3）动作轻、稳、熟练，避免指甲划伤皮肤。

（五）注意事项

（1）水盆放稳，避免打湿衣被，如有沾湿及时更换。

（2）如有足底裂开，涂软膏保护。

（3）注意水盆底部表面清洁。

（4）水温适宜，防止烫伤。糖尿病患者清洁双脚时，水温不能超过38℃。

（六）健康教育

（1）指导患者足部清洁的意义，防止异味，促进血液循环，增加舒适感。

（2）及时观察足部有无病变。

四、修剪指（趾）甲操作规范

（一）目的

保持患者清洁、舒适，避免划伤自己。

（二）操作前准备

1. 照护师准备

（1）沟通解释：向患者解释目的和流程，以取得配合。

（2）查看了解：在护士指导下查看了解患者的意识状态、自主能力、患者肢体活动度。

（3）个人防护：衣服整洁，指甲短，洗手，戴口罩。

2. 用物准备

消毒好的指甲钳及指甲锉、毛巾、纸巾、脸盆、热水、一次性手套。

3. 环境准备

室内温度适宜，光线充足。

（三）操作流程

修剪指（趾）甲操作步骤如图6-10所示。

（四）总体评价

（1）动作轻稳，流程熟练。

核对解释	→	核对患者床号、姓名、腕带，再次向患者解释操作目的、配合要点，询问是否需要大小便
检查	→	查看患者指（趾）甲情况。如患者指（趾）甲较硬，可先用热水浸泡数分钟，也可于患者沐浴后修剪
修剪手指甲	→	（1）放下近侧床栏，在患者手下垫纸巾。 （2）逐一修剪指甲，修剪成半弧形。 （3）用锉刀修整指甲
修剪脚趾甲	→	（1）在患者足下垫纸巾。 （2）逐一修剪趾甲，修剪成平形，两侧不留锐角。 （3）用锉刀修整趾甲
整理	→	修剪完毕后，协助患者取舒适体位，整理床单位，拉上近侧护栏，询问患者的感受，把床头铃交给患者，致谢
用物处理	→	（1）纸巾包裹剪下的指（趾）甲碎屑丢入垃圾桶内。 （2）整理床单位。 （3）用75%酒精消毒指甲刀及指甲锉。 （4）洗手、脱口罩

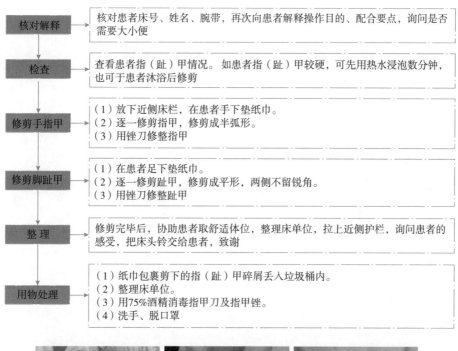

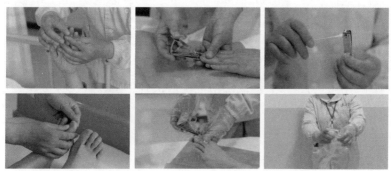

图6-10 修剪指（趾）甲操作步骤

（2）关爱患者，与患者有良好沟通。

（3）灵活处理相关情况。

（五）注意事项

（1）先修剪手指甲，剪完消毒指甲钳后，再修剪脚指甲。

（2）手指甲剪成弧形，脚指甲修平。

（3）指甲有真菌感染者，用专用的指甲钳，用后消毒，遵医嘱涂药。

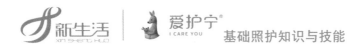

（4）指甲钳用后消毒，最好个人专用。

（六）健康教育

向患者进行健康宣教，讲解修剪指甲的必要性，避免划伤自己，预防细菌感染。

五、手术后患者床上擦浴操作规范

（一）目的

为手术后卧床患者清洁皮肤，促进血液循环，增进舒适，维护患者自尊。

（二）评估

（1）患者：评估患者意识状态、自主能力、肢体活动、手术切开及伤口引流管情况。

（2）环境：拉好床帘或屏风遮挡、温度适宜、关闭门窗。

（三）操作前准备

1. 照护师准备

衣服整洁，洗手，指甲短不过甲缘，戴口罩。

2. 用物准备

大浴巾、小毛巾，脸盆，脚盆，温水，（50~52℃，按照年龄，季节和个人习惯增减水温）、洗面奶、沐浴露或洗浴皂、一次性手套、一次性垫单、水温计，备干净衣裤。

3. 患者准备

向患者做好解释，取得配合。

4. 环境准备

关闭门窗，调节室温至 22℃~26℃以上，防止受凉感冒；用屏风或布帘遮挡，保护患者隐私。

（四）操作流程

手术后患者床上擦浴操作步骤如图6-11所示。

（五）总体评价

（1）擦洗方法正确、擦洗部位无遗漏。

（2）关爱患者，与患者有良好沟通。

（3）灵活处理相关情况。

再次查看了解	→	擦洗前评估患者的病情，决定能否擦浴、擦浴时间以及擦洗过程中的注意事项，危重、昏迷患者应由护理员与护士协同完成
核对解释	→	核对患者床号、姓名、腕带，再次向患者解释操作目的、配合要点，询问是否需要大小便
测量水温	→	脸盆内盛放50~52℃温水，1/2~2/3满，用水温计或者手腕测量温度，并让患者自测适宜温度
方法	→	1. 松开盖被，协助患者脱去衣裤；2. 大浴巾垫于擦拭部位下，小毛巾浸入温水，拧至半干，以不滴水为宜，缠于手上呈手套状；3. 以离心方向擦浴；4. 擦浴毕，用大浴巾擦干皮肤
擦洗顺序	→	先对侧，后近侧：1. 眼睛：从内眦到外眦；2. 鼻：从眉心向下，从一侧鼻孔到另一侧；3. 嘴角：自左上开始，环绕一周；4. 脸颊：从额头中间向一侧到脸颊部，再到下颚；5. 耳：耳轮→耳廓→耳后→颈部；6. 双上肢：身下铺好大浴巾，按顺序擦拭：颈外侧→肩→肩上臂外侧→前臂外侧→手背→手心→前臂内侧→上臂内侧→腋窝→侧胸，近侧同理；7. 前胸部：颈部向下，采取Z字形擦法至腹部；8. 腰背部：协助患者取侧卧位，铺好大浴巾，从颈到肩部→臀部，擦拭毕，穿好上衣；9. 双下肢:身下铺好大浴巾，按顺序擦拭:髂骨外侧→下肢外侧→脚踝→内踝→下肢内侧→腹股沟→臀下→大腿后侧→腘窝→足跟，近侧同理，擦浴完毕及时用浴巾擦干并包裹，穿上裤子；10. 双足：脚盆内盛放1/2~2/3温水，放入双足，清洗并适当按摩，洗毕擦干
时间	→	每侧（四肢、腰背部）3分钟，全过程15~20分钟内
操作后处理	→	1. 擦浴毕，根据需要更换干净衣裤，帮助患者取舒适体位；2. 整理床单位，拉开窗帘或撤去屏风；3. 整理用物，清洗后晾干；4. 询问患者是否有其他需求，给予人文关怀，可以多用表情和手势，得到患者的认可
观察记录	→	1. 在擦浴过程中，照护者要随时观察患者的反应，及时沟通、交流，如有不适感，立即停止；2. 记录擦浴时间，患者在擦浴过程中的反应

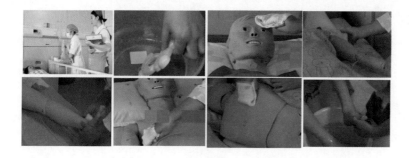

图6-11 手术后患者床上擦浴操作步骤

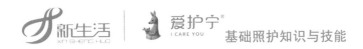

（六）注意事项

（1）擦洗中注意观察患者反应，如出现寒战、面色苍白、脉速等情况应立即停止；随时遮盖身体暴露部位，保护其隐私并防止受凉。

（2）视清洁度随时更换清水和调整水温。如患者皮脂腺分泌少、皮肤很干可不用洗浴液。

（3）洗脸、洗脚、洗会阴的毛巾、脸盆分开使用。

（4）协助患者翻身前应把床栏拉起，防止坠床；翻身过程中避免拖、拉、拽，防止擦伤皮肤。

（5）擦洗前，妥善固定好伤口引流管；擦洗中，注意保护手术切口、伤口引流管的纱布（或敷贴），一旦擦湿，要及时报告护士或医师，并由医师予以更换。

六、协助更衣操作规范

（一）目的

（1）为生活不能自理的患者更换衣裤。

（2）协助仪表整理。

（3）增进舒适。

（4）维护患者自尊。

（二）操作前准备

1. 照护师准备

（1）沟通解释：向患者解释目的、方法、注意事项及配合要点。

（2）查看了解：在护士指导下查看了解患者的自主能力、肢体活动度。

（3）个人防护：衣服整洁，指甲短，洗手，戴口罩。

2. 用物准备

与季节相适宜的衣裤。

3. 环境准备

室温适宜，酌情关门窗，以防患者受凉，床帘或屏风遮挡，注意保护隐私。

（三）操作流程

协助更衣操作步骤如图6-12所示。

核对解释	核对患者床号、姓名、腕带，再次向患者解释操作目的、配合要点，询问是否需要大小便
更换衣服	放下近侧床栏，协助患者解开纽扣，脱去近侧衣袖，穿上近侧干净衣服，将脱下的一侧及干净的衣服平整地塞于患者身下；协助患者翻身侧卧于近侧，面向照护师，然后将另一侧衣袖脱下，穿上干净的衣服。如有患侧：先脱健侧，后脱患侧；先穿患侧，后穿健侧
脱脏裤子	为患者松开裤带，协助患者身体左倾，将裤子右侧部分退至臀下，再协助患者身体右倾将左侧裤子退至臀下；协助患者平卧屈膝，将裤腰向下退至膝部，抬起患者脚踝，拉出裤管；同法拉出另一侧裤管
穿干净裤子	将一只手从裤管口伸入裤腰口，轻握患者脚踝，另一只手将裤管向患者大腿方向提拉。同法穿好另一侧。并将裤子向上提拉至臀部；协助患者身体左倾，将右侧裤腰部分向上拉至腰部，再协助患者右倾，将裤子左侧部分向上拉至腰部，最后系好裤带
整理	拉平衣裤，协助患者取舒适体位，整理床单位，拉上近侧床栏，询问患者的感受，把床头铃交给患者，致谢
用物处理	将换下的衣裤放置指定地点，洗手、脱口罩

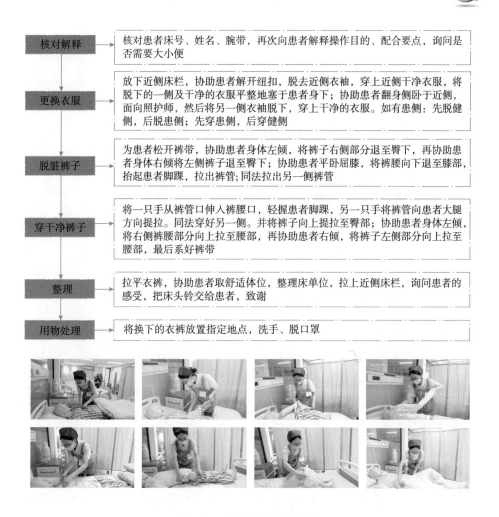

图 6-12 协助更衣操作步骤

（四）总体评价

（1）动作轻、稳、熟练，避免指甲划破患者皮肤。

（2）关爱患者，与患者有良好沟通。

（3）灵活处理相关情况。

（五）注意事项

（1）原则：先脱近侧，后脱远侧。如有患肢，先脱健侧，后脱患侧。

（2）穿脱衣裤时应注意保暖，尽量在盖被里进行，防止患者受凉；注意保护患者隐私。

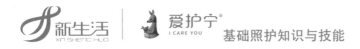
（3）注意患者肢体的活动度，禁止强行拉拽，避免损伤患者皮肤及关节。

（4）衣服穿好后，要整理平整，尤其是患者身下部分，防止衣服皱褶，损伤皮肤。

（六）健康教育

（1）向患者及家属解释更换衣服对预防并发症的重要性。

（2）指导患者更换衣服和配合更换的正确方法及注意事项。

七、背部皮肤护理操作规范

（一）目的

（1）保持皮肤清洁。

（2）促进血液循环，增进舒适。

（3）预防皮肤感染及压力性损伤等并发症的发生。

（二）操作前准备

1. 照护师准备

（1）沟通解释：告知患者背部护理的目的，取得配合。

（2）查看了解：在护士指导下查看了解患者的理解合作程度、是否带有管道、患者背部皮肤情况。

（3）个人防护：衣服整洁，指甲短，洗手，戴口罩。

2. 用物准备

1条浴巾、1条毛巾、1个水盆、适量温水（根据患者年龄、个人习惯和季节调节水温，不超过40℃）、1个污水桶、1套干净的衣裤。沐浴露、润肤露或50%酒精。

3. 环境准备

室温适宜，冬天温度调至22℃～26℃，夏天关闭空调，酌情关闭门窗，防止受凉；拉上隔帘或窗帘，保护患者隐私。

（三）操作流程

背部皮肤护理操作步骤如图6-13所示。

（四）总体评价

（1）动作轻、稳、熟练，避免指甲划伤患者皮肤。

核对解释	核对患者床号、姓名、腕带，再次向患者解释操作目的、配合要点，询问是否需要大小便
倒水调温	将盛有2/3满热水（不超过40℃为宜）的面盆置于床旁椅上，调好水温
翻身铺巾	浴巾一半铺于患者身下，一半盖于患者上身；脱去上衣，协助患者侧卧，使背部靠近并朝向照护师
清洁背部	将小毛包裹于手上成手套状，依次清水、沐浴露、清水擦洗患者的颈部、肩部、背部及臀部，力度适中
按摩背部	全背按摩：将少许的润肤露或50%酒精倒入手掌内，从骶尾部开始，沿脊柱旁向上至肩部，再从上臂沿背部两侧向下按摩至骶尾部，至外再转而内而下，用掌侧大小鱼际做环形按摩；再用拇指指腹由骶尾部开始沿脊柱按摩至肩、颈部、再继续向下按摩至骶尾部
局部按摩	沾少许润肤露或50%酒精，在骨突处轻轻地按摩，不要施加压力。每次3～5分钟
擦干穿衣	用浴巾将皮肤上过多的润肤露或50%酒精擦干；撤去浴巾，协助患者穿衣
安置患者	整理床单位，使床铺整洁、干燥、无褶皱；使患者衣服平整、卧位舒适；询问患者的感受，把床头铃交给患者，致谢
用物处理	清洗毛巾、水盆，用物归位放置，洗手、脱口罩，开窗通风

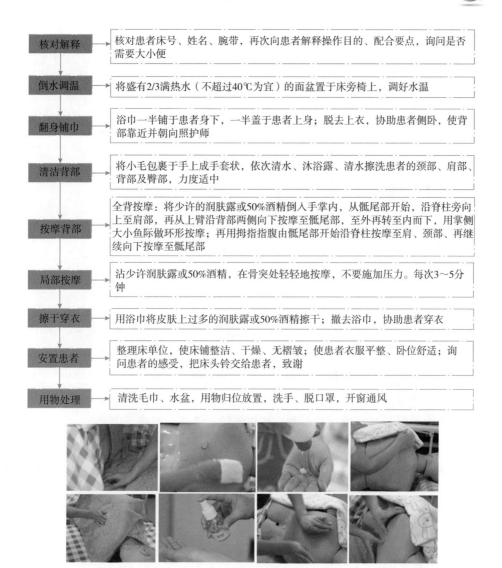

图 6-13　背部皮肤护理操作步骤

（2）关爱患者，与患者有很好的沟通。

（3）灵活处理有关情况。

（五）注意事项

（1）操作者指甲要短，便于有效按压及揉搓，同时可避免指甲划伤患者皮肤。

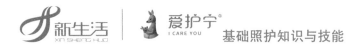

（2）注意遮盖患者，防受凉，保护隐私。

（3）在有颜色变化的皮肤处，如发白、发红、发紫的地方，不要施加压力。

第五节 整理床单位技术

一、备用床铺床法操作规范

（一）目的

保持房间整洁、美观，以接收新入住患者。

（二）操作前准备

1. 照护师准备

（1）查看了解：床结构是否牢固；床头是否可以正常摇起、放下；床面是否有破损，床垫有无凹陷；床单位所需用物是否齐全并处于备用状态。

（2）个人防护：衣服整洁、大方，指甲短，洗手，戴口罩。

2. 环境准备

病室内无患者进行治疗或进餐，环境通风、清洁、宽敞、明亮。

3. 用物准备

床褥、被芯、枕芯、大单、被套、枕套等用物叠放整齐，按顺序放于护理车上。

（三）操作流程

备用床铺床法操作步骤如图6-14所示。

（四）总体评价

（1）动作轻、稳、熟练，5分钟内完成。

（2）床单铺平、拉紧、平整、四角分明、中线对齐。

（3）被套无虚边，枕套四角充实。

（五）注意事项

（1）治疗、进食半小时前停止铺床活动。

（2）先铺床头，后铺床尾。

（3）遵从节力原则，动作熟练，避免抖动，防止灰尘飞扬。

放置物品	→	推护理车至床旁，调整床至适当高度。移床旁椅至床尾15cm，将枕芯、被芯、床褥摆放于治疗库上；移开床旁桌（离床尾20cm）
铺床垫和床褥	→	根据需要翻转床垫，床褥平齐床头放于床垫上，铺平
铺大单	→	（1）将大单放于床褥上，横纵中线与床的中线对齐，向床头、床尾、近侧（靠近操作者的一侧）、对侧依次打开。 （2）至床头将大单散开铺于床头，右手托起床垫一角，左手伸过床头中线将大单折入床垫下，扶持床头角
整理大单	→	（1）右手在距床头30cm处，将大单边缘提起使大单侧看呈等边三角形铺于床面，将位于床头侧方大单塞于床垫下，再将床面上的大单拉于床缘；移至床尾，用同法铺床尾角。 （2）站至床中间处，下拉大单中部边缘塞于床垫下
铺被芯	→	将被芯折成"S"形
放置被套	→	被套放于大单上，横、纵中线与床中线对齐，按床头、床尾、近侧、对侧顺序打开被套并拉平，被套上端距床头15cm
套被套	→	（1）被套尾部开口端或侧边开口的上层打开至1/3处，将折好的被芯放于被套尾端开口处，被芯底边与被套开口处平齐。 （2）将被芯向床头方向牵拉，按对侧、近侧顺序展开，使被芯上缘中部对齐被套头中部，被芯两上角充实被套两上角
系带	→	至近侧床尾逐层拉平棉胎和被套，盖被开口系带系好
折被筒	→	（1）移至左侧床头，分别按先近侧后远侧的顺序将盖被平床缘内折。 （2）移至床尾中间处，将盖被两侧边缘向内折叠与床沿平齐，尾端稍向后拉再向内折叠与床尾平齐
套枕套	→	套好枕套后将枕头放于床头盖被上
整理	→	移回床旁桌椅，推护理车离开病房，洗手（按七步洗手法），脱口罩

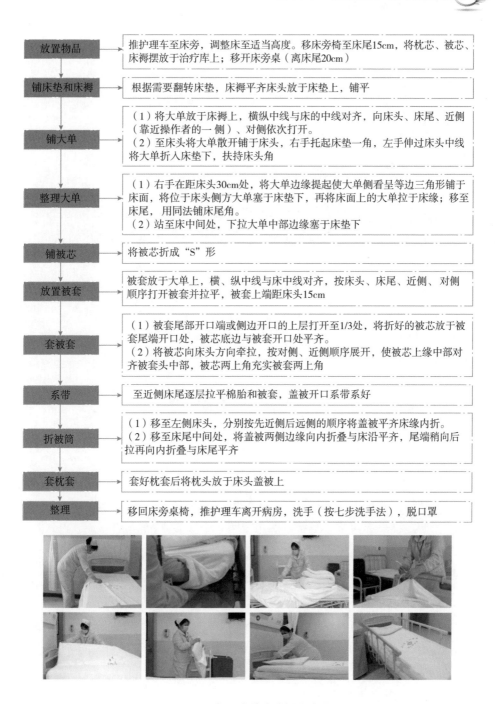

图 6-14　备用床铺床法操作步骤

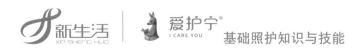
（4）铺床前检查床上各部件，如有损坏应先修理。

二、暂空床铺床法

（一）目的

保持病室整洁，供新入院患者或暂离床活动的患者使用。

（二）操作前准备

1. 照护师准备

（1）解释沟通：告知患者及家属操作的目的、意义，获得理解与配合。

（2）查看了解：在护士指导下查看了解患者是否可以暂时离床活动或外出检查。

（3）个人防护：衣服整洁、大方，指甲短，洗手，戴口罩。

2. 用物准备

床褥、被芯、枕芯、大单（床褥罩）、被套、枕套等用物叠放整齐，按顺序放于护理车上。

3. 环境准备

室内环境宽敞明亮，无患者进行治疗或进餐，通风，清洁。

（三）操作流程

暂空床铺床法操作步骤如图 6-15 所示。

（四）总体评价

（1）动作轻、稳、熟练，5 分钟内完成。

（2）床单铺平、拉紧、平整、四角分明、中线对齐。

（3）被套无虚边，枕套四角充实。

（五）注意事项

（1）治疗、进食半小时前停止铺床活动。

（2）先铺床头，后铺床尾。

（3）遵从节力原则，动作熟练，避免抖动，防止灰尘飞扬。

（4）铺床前检查床上各部件，如有损坏应先修理。

（六）健康教育

（1）向患者说明铺暂空床的目的。

（2）指导病人上、下床的方法。

移开桌椅	→	推护理车至床旁，调整床至适当高度；移床旁椅至床尾15cm，将枕芯、被芯、床褥摆放于治疗车上；移开床旁桌，离床尾20cm
铺床垫和床褥	→	根据需要翻转床垫，床褥平齐床头放于床垫上，铺平
铺大单	→	（1）大单（或床罩）放于床褥上，横纵中线与床的中线对齐，向床头、床尾、近侧（靠近操作者的一侧）、对侧依次打开（使用床罩则将床褥罩套在床褥及床垫上）。 （2）至床头将大单散开铺于床头，右手托起床垫一角，左手伸过床头中线将大单折入床垫下，扶持床铺大单头角；右手将大单边缘提起使大单侧看呈等边三角形铺于床面，将位于床头侧方大单塞于床垫下，再将床面上的大单下拉于床缘。 （3）移至床尾，用同法铺床尾角。 （4）站至床中间处，下拉大单中部边缘塞于床垫下。 （5）转至对侧，同法铺好对侧大单
铺被芯	→	将被芯折成"S"形
放置被套	→	被套放于大单上，横、纵中线与床中线对齐，按床头、床尾、近侧、对侧顺序打开被套并拉平，被套上端距床头15cm
套被套	→	（1）被套尾部开口端或侧边开口的上层打开至1/3处，将折好的被芯放于被套尾端开口处，被芯底边与被套开口处平齐。 （2）将被芯向床头方向牵拉，按对侧、近侧顺序展开，使被芯上缘中部对齐被套头中部，被芯两上角充实被套两上角
系带	→	至近侧床尾逐层拉平棉胎和被套，盖被开口系带系好
折盖被	→	移至左侧床头，分别按先近侧后远侧的顺序将盖被平齐床缘内折；移至床尾中间处，将盖被两侧平齐两侧床缘内折成筒状，最后将盖被尾端向床头内折至齐床尾；盖被上端内折，然后扇形三折叠于床尾，使之与床尾平齐
套枕套	→	套好枕套后将枕头横放于床头上
整理	→	移回床旁桌椅，推护理车离开病房，洗手（按七步洗手法），脱口罩

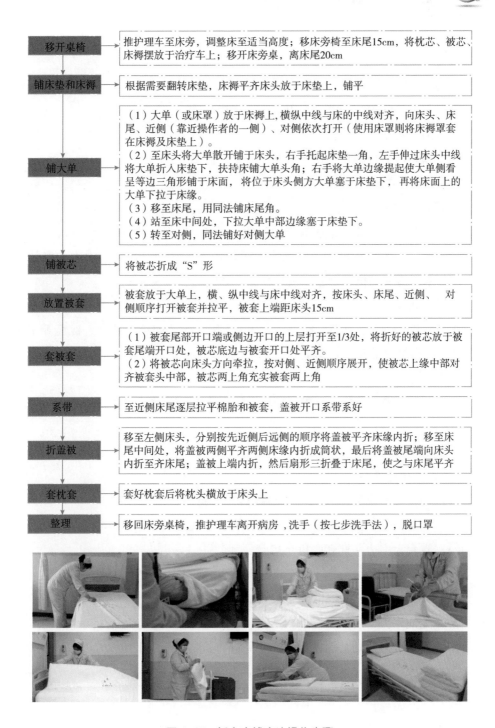

图 6-15　暂空床铺床法操作步骤

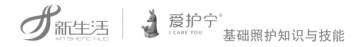

三、麻醉床铺床法操作规范

（一）目的

（1）保持房间整洁、美观，以接收手术患者。

（2）避免污染床上用物。

（3）预防压力性损伤，使患者感觉安全、舒适。

（二）操作前准备

1. 照护师准备

（1）解释沟通：告知家属操作的目的、意义，获得理解与配合。

（2）查看了解：在护士指导下查看了解患者的诊断、病情、手术和麻醉方式，准备术后需要的抢救物品或治疗物品，如吸氧、吸痰装置等。

2. 用物准备

床、床垫、床褥、被芯、枕芯、大单、3条一次性中单、被套、枕套等用物叠放整齐，按顺序放于护理车上。

3. 环境准备

室内无患者进行治疗或进餐，环境通风、清洁、宽敞、明亮。

（三）操作流程

麻醉床铺床法操作步骤如图6-16所示。

（四）总体评价

（1）动作轻、稳、熟练，5分钟内完成。

（2）床单铺平、拉紧、平整、四角分明、中线对齐。

（3）被套无虚边，枕套四角充实。

（五）注意事项

（1）治疗、进食半小时前停止铺床活动。

（2）先铺床头，后铺床尾。

（3）遵从节力原则，动作熟练，避免抖动，防止灰尘飞扬。

（4）铺床前检查床上各部件，如有损坏应先修理。

放置物品	→	推护理车至床旁，调整床至适当高度，移床旁椅至床尾15cm，将枕芯、被芯、床褥摆放于治疗车上；移开床旁桌，离床尾20cm
铺床垫和床褥	→	根据需要翻转床垫，床褥平齐床头放于床垫上，铺平
铺大单	→	（1）放置大单：将大单放于床褥上，横纵中线与床的中线对齐，向床头、床尾、近侧（靠近操作者的一侧）、对侧依次打开。 （2）至床头将大单散开铺于床头，右手托起床垫一角，左手伸过床头中线将大单折入床垫下，扶持床头角
整理大单	→	（1）右手在距床头30cm处，将大单边缘提起使大单侧看呈边三角形铺于床面，将位于床头侧方大单塞于床垫下，再将床面上的大单拉至床缘，移至床尾，用同法铺床尾角。 （2）站至床中间处，下拉大单中部边缘塞于床垫下
铺一次性治疗巾	→	（1）根据病情和手术部位，于床头部或床尾部铺一次性中单，余下部分塞于床垫下。 （2）绕至对侧,逐层铺好大单、一次性中单，另外两条一次性中单分别放于床头和床尾备用
铺被芯	→	将被芯折成"S"形
放置被套	→	被套放于大单上，横、纵中线与床中线对齐，按床头、床尾、近侧、对侧顺序打开被套并拉平，被套上端距床头15cm
套被套	→	（1）被套尾部开口端（或侧边开口）的上层打开至1/3处，将折好的被芯放于被套尾端开口处，被芯底边与被套开口处齐平。 （2）将被套向床头牵拉，按对侧、近侧顺序展开，使被芯上缘中部对齐被套被头中部，被芯两上角充实被套两上角
系带	→	至近侧床尾逐层拉平棉胎和被套，盖被开口系带系好
折被筒	→	套好被芯，将盖被折成被筒，被尾向床头方向内折，齐床尾；将近门侧盖被向背门侧扇形折叠，使其三折于背门处
套枕套	→	套好枕套，枕头横立于床头
整理	→	移回床旁桌椅，推护理车离开病房，洗手（按七步洗手法），脱口罩

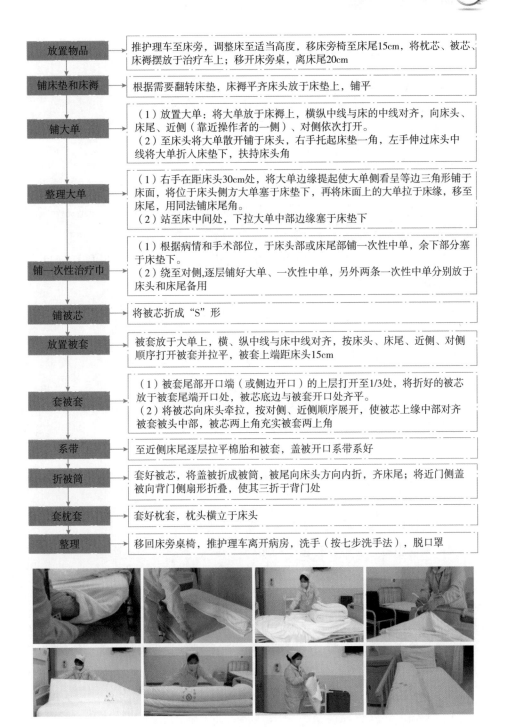

图 6-16　麻醉床铺床法操作步骤

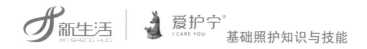

四、为卧床患者整理床单位操作规范

（一）目的

（1）保持床单位清洁、美观。

（2）增进舒适，预防并发症。

（二）操作前准备

1. 照护师准备

（1）沟通解释：告知患者需为其整理床铺，保持床单元整洁，增加舒适度，预防并发症，取得配合。

（2）查看了解：在护士指导下查看了解患者的自理能力、肢体活动度、是否带有管道、有无损伤等。

（3）个人防护：衣服整洁，指甲短，洗手，戴口罩。

2. 用物准备

床刷、刷套，必要时备清洁床单、衣裤。

3. 环境准备

室温适宜，冬天温度调至22℃~26℃，夏天关闭空调，酌情关闭门窗；拉上隔帘或窗帘。

（三）操作流程

为卧床患者整理床单操作步骤如图6-17所示。

（四）总体评价

（1）动作轻、稳、熟练，避免指甲划破患者皮肤。

（2）关爱患者，与患者有良好沟通。

（3）灵活处理相关情况。

（五）注意事项

（1）注意保暖，不过多暴露患者身体。

（2）避免在患者用餐和治疗时进行，治疗、进食半小时前停止扫床活动。

（3）遵守节力原则，避免拖、拉、推等动作；翻身前注意拉好床栏，避免坠床。

（六）健康教育

（1）告知患者在更换床单过程中，如感觉不适应立即向照护师说明，防止意外发生。

沟通解释	→	再次向患者解释操作目的、配合要点，询问是否需要大小便
安全固定	→	固定床轮→放平床头和床尾支架→移开床旁桌椅
协助侧卧	→	松开床尾端盖被，将枕头移向对侧→拉好对侧床栏，协助患者翻身侧卧（如有管道翻身前需妥善固定好）→检查背部及骶尾部等受压部位皮肤
扫床单	→	拿起扫床刷→用床刷贴住床面对床单一侧进行清扫，清扫顺序为由床头纵向扫床至床尾，每扫一刷要重叠上一刷的1/3，避免遗漏→转至对侧协助患者侧卧，用同样的方法对床单的另一侧进行清扫
整理	→	整理患者衣裤，身下衣服拉平整；整理被套，拉紧虚边，铺平被套
松枕	→	用手轻轻托起患者头颈部，取下枕头，拿至床尾→轻轻拍打枕头→重新舒适枕上
拉上护栏	→	拉上近侧护栏，根据情况摇起床头和膝下支架，安置患者于舒适体位
整理床头柜	→	洗手，移回床旁桌椅→整理床头柜面：每个床头柜上尽量只放茶杯、饭盒、纸巾三样物具，按病床方向由低至高，茶杯手柄朝向病床约45°放置，方便患者拿取
整理	→	整理完毕后，询问患者的感受，把床头铃交给患者，致谢
用物处理	→	一次性扫床巾按医疗垃圾处理，脏单及衣裤定点放置，洗手、脱口罩，开窗通风

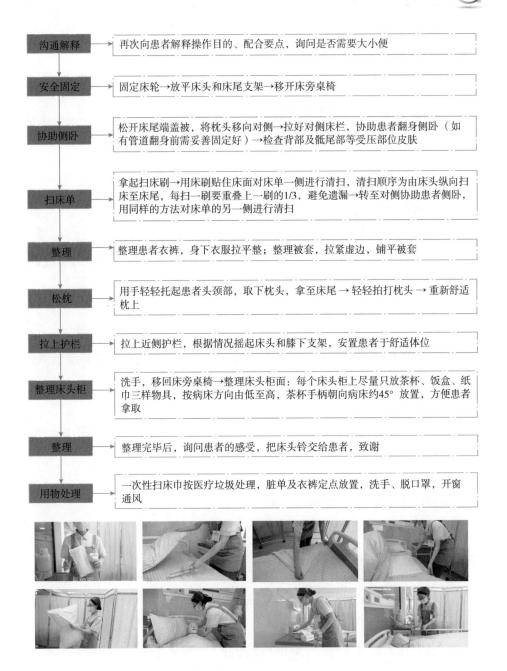

图6-17 为卧床患者整理床单位操作步骤

（2）告知患者被服一旦被伤口渗出液、尿液、粪便等污染，应及时通知护士，请求更换。

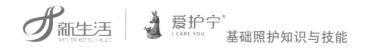

五、床上更换床单操作规范

（一）目的

（1）为卧床患者更换床单、被套。

（2）保持床铺清洁、干燥。

（3）增进患者舒适感。

（二）操作前准备

1. 照护师准备

（1）沟通解释：告知患者更换床单的目的，取得配合。

（2）查看了解：在护士指导下查看了解患者的自理能力、肢体活动度，是否带有管道。

（3）个人防护：衣服整洁，指甲短，洗手，戴口罩。

2. 用物准备

护理车、床单、一次性中单、枕套、扫床刷、扫床套，必要时备清洁衣裤、干净的被褥、医疗垃圾袋。

3. 环境准备

室温适宜，冬天温度调至22℃～26℃，夏天关闭空调，酌情关闭门窗；拉上隔帘或窗帘。

（三）操作流程

床上更换床单操作步骤如图6-18所示。

（四）总体评价

（1）动作轻、稳、熟练，避免指甲划破患者皮肤。

（2）关爱患者，与患者有良好的沟通。

（3）灵活处理相关情况。

（五）注意事项

（1）避免在患者用餐和治疗时操作，治疗、进食半小时前停止铺床活动。

（2）遵从节力原则，避免拖、拉、推等动作造成皮肤擦伤或撞伤；协助患者翻身时，拉好床栏，防止坠床。

核对解释	核对患者床号、姓名、腕带，再次向患者解释操作目的、配合要点，询问是否需要大小便
移开桌椅	移开床旁桌、椅，距离床20cm左右，放下近侧床栏，以方便操作
协助侧卧	松开床尾端盖被，将患者的枕头移向对侧，协助患者翻身侧卧，背被向照护者
整理近侧脏单	松开近侧床单、一次性中单，分别向内卷起塞于患者身下，扫净床垫
铺近侧床单	床单中线对齐床中线展开，对侧向下卷起塞于患者身下，铺好近侧大单；中单中线对齐床单中线铺在适合的位置上，对侧向下卷起塞于患者身下，近侧一次性中单塞入床垫下
协助翻身	协助患者平卧，移枕于近侧，协助患者翻身侧卧于近侧，拉好床栏
撤去脏单	照护师转至对侧，放下床栏，松开床单、一次性中单，将脏的一次性中单向内卷起放入污物袋内；扫净橡胶垫；将床垫单向内卷起放入污物袋内
铺好对侧各单	拉出中单、一次性中单，整理好，一并塞在床垫下，协助患者平卧
换枕套	一只手托住患者的头颈部，另一只手撤出枕头更换枕套；更换好的枕头斜放于头的远侧，一只手托起患者的头颈部，另一只手从患者颈下拉平枕头
整理	移回桌椅，协助患者取舒适体位，拉上近侧床栏，询问患者的感受，把床头铃交给患者，致谢
用物处理	一次性扫床套按医疗垃圾处理，脏单及衣裤定点放置，洗手、脱口罩，开窗通风

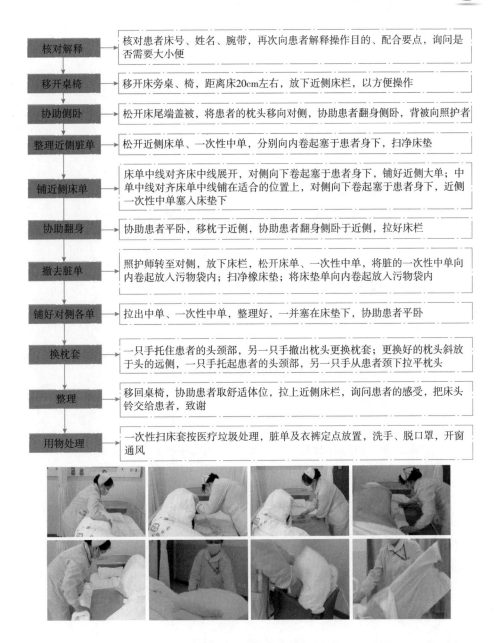

图6-18 床上更换床单操作步骤

（3）床刷使用时应套床刷套，床刷套应一床一用一消毒。

（4）换下的床单应放于指定地点，切勿扔地上。

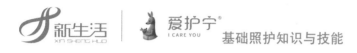
（5）如果患者带有导管，在翻身前，需要先将管道安置好。

（六）健康教育

（1）告知患者在更换床单过程中，如感觉不适应立即向护士说明，防止意外发生。

（2）告知患者被服一旦被伤口渗出液、尿液、粪便等污染，应及时通知护士，请求更换。

第六节　晨晚间护理技术

一、晨间护理操作规范

（一）目的

于晨间进行，是为了保持病房内整洁、美观、舒适有序，促进护患沟通，促进患者清洁、舒适，预防压力性损伤及肺炎等并发症的发生。

（二）操作前准备

1. 照护师准备

（1）沟通解释：向患者解释目的、方法、注意事项及配合要点。

（2）查看了解：在护士指导下查看了解卧床患者的受压皮肤情况、肢体活动度，是否带管道；有无正在进餐、治疗等特殊活动。

（3）个人防护：衣服整洁，指甲短，洗手，戴口罩。

2. 用物准备

清洁被服、患者衣裤、扫床刷、扫床套、快速手消毒液、梳洗用具、指甲剪、润肤露或50%酒精、2条小方巾、1条大浴巾、1个水盆、污物小桶等。

3. 环境准备

评估室温，酌情关门窗，防患者受凉；注意保护患者隐私。

（三）操作流程

晨间护理操作步骤如图6-19所示。

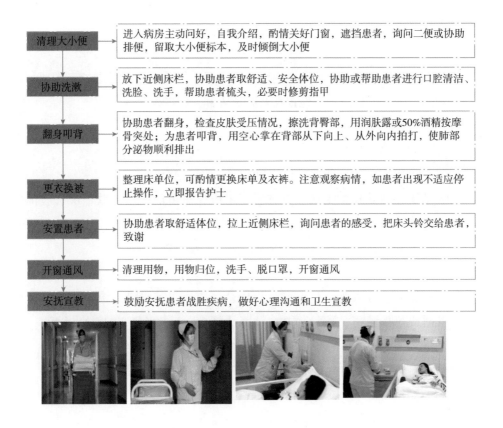

图 6-19　晨间护理操作步骤

（四）总体评价

（1）动作轻、稳、熟练，避免指甲划破患者皮肤。

（2）关爱患者，与患者进行良好沟通。

（3）灵活处理相关情况。

（五）注意事项

（1）按规定时间进行晨间护理，避开患者治疗和进餐时段。

（2）发现皮肤异常情况及时上报护士处理。

（3）开窗通风时避免风直吹患者。

（4）利用晨间护理对患者进行心理疏导或卫生宣教。

（5）注意节力原则，操作轻柔。若双人操作，应动作协调。

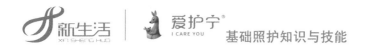

二、晚间护理操作规范

（一）目的

于晚间进行，是为了保持病房内整洁、美观、舒适有序，促进护患沟通，促进患者清洁、舒适，预防压力性损伤及肺炎等并发症的发生。

（二）操作前准备

1. 照护师准备

（1）沟通解释：向患者解释目的和流程，取得配合。

（2）查看了解：在护士指导下查看了解卧床患者的受压皮肤情况、肢体活动度，是否带管道；有无正在进餐、治疗等特殊活动。

（3）个人防护：衣服整洁，指甲短，洗手，戴口罩。

2. 用物准备

清洁被服、患者衣裤、扫床刷、扫床套、快速手消毒液、梳洗用具、指甲剪、润肤露或50%酒精、2条小方巾、1条大浴巾、1个水盆、污物小桶等。

3. 环境准备

评估室温，酌情关门窗，防患者受凉；注意保护患者隐私。

（三）操作流程

晚间护理操作步骤如图6-20所示。

（四）总体评价

（1）动作轻、稳、熟练，避免指甲划破患者皮肤。

（2）关爱患者，与患者有良好的沟通。

（3）灵活处理相关情况。

（五）注意事项

（1）按规定时间进行晚间护理，避开患者治疗和进餐时段。

（2）发现皮肤异常情况及时上报护士处理。

（3）开窗通风时避免风直吹患者。

（4）利用晨晚间护理对患者进行心理疏导或卫生宣教。

（5）注意节力原则，操作轻柔。若双人操作，应动作协调。

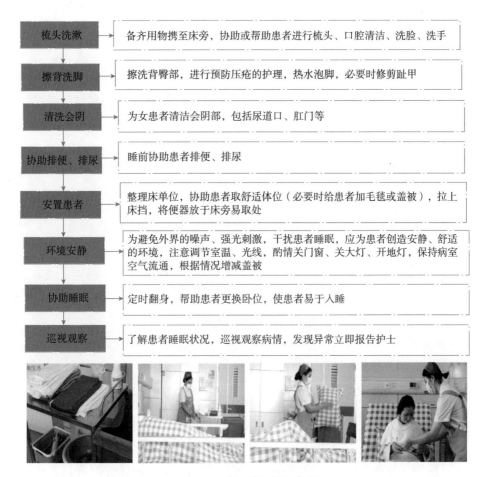

图 6-20　晚间护理操作步骤

第七节　饮食照护技术

协助患者进食（水）操作规范

（一）目的

（1）帮助患者顺利完成经口径进食的过程，满足人体所需的营养物质。

（2）保证患者进食（水）安全。

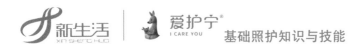
（二）操作前准备

1. 照护师准备

（1）沟通解释：告知患者进食（水）时间到了，取得配合。

（2）查看了解：在护士指导下查看了解患者的饮食种类、食量、温度、速度，保证与患者病情相符。

（3）个人防护：衣服整洁，指甲短，洗手，戴口罩。

2. 用物准备

餐板、餐具（碗、汤匙、筷子）、干毛巾、餐巾纸、吸管、水杯（内盛2/3满的温开水）、湿热小毛巾、小塑料盆、记录本、笔。

3. 环境准备

用餐环境安静、整洁、舒适、安全、温度适宜、光线充足、无异味。

（三）操作流程

协助患者进食（水）操作步骤如图6-21所示。

（四）总体评价

（1）关爱患者，与患者有良好沟通。

（2）灵活处理相关情况。

（3）动作轻、稳、熟练，符合操作流程。

（五）注意事项

（1）动作轻柔：防止食物翻倒和外溢，注意食物的温度。如为口腔、咽喉及胃部有疾病的患者，勿摄入过热的饮食。

（2）预防噎食：进食带有骨头的食物，照护师要特别告知小心进食。进食鱼类要先协助剔除鱼刺。

（3）人文关怀：随时协助患者擦拭口周，维护其自尊；进食时不要催促患者，防止噎食，要多鼓励食欲差的患者。

（4）提醒服药：有餐前、餐时口服药时，需协助患者按时服用。

（5）密切观察：注意患者进食时的反应。有呛咳者暂时停止，有吞咽障碍患者尤其注意。

核对解释 → 核对患者床号、姓名、腕带，再次向患者解释操作目的、配合要点，询问是否需要大小便

摆放体位 → 协助患者采取坐位或半坐卧位并清洗双手。如需佩戴义齿和眼镜，先协助患者戴好，餐巾围在胸前

协助进食 → 食物放在餐桌方便取到的位置，照护师将床旁椅放置合适位置，坐于床旁椅上。照护师先协助患者进食少量水或汤，如无不适，再进食固体食物；并叮嘱患者小口缓慢进食、细嚼慢咽，不要边进食边讲话，以免发生呛咳

协助饮水 → 协助患者手持水杯或借助吸管饮水，小口缓慢饮用，以免呛咳。出现呛咳时，应稍休息再饮用。此外，一次饮水量不宜太多，以免增加心脏和肾脏的负担

漱口、擦手 → 饭后协助患者漱口，用纸巾擦净口角，协助患者擦净双手

安置患者 → 撤去胸前毛巾及餐具，移床旁椅至床尾，整理床单位，清理掉落的食物残渣，使床铺整洁、平整，卧位舒适；询问患者的感受，拉起床栏，把床头铃交给患者，致谢

整理记录 → 清洗餐具、毛巾，用物归位放置，洗手、脱口罩

用物处理 → 根据需要记录患者进食的种类、数量等

漱口洗手 → 饭后鼓励患者自行漱口，以保持口腔清洁；并协助患者洗手

整理记录 → （1）及时撤去餐具，清理掉落的食物残渣，整理床单位。
（2）根据需要记录患者进食的种类、数量、进食过程中及进食后的反应等

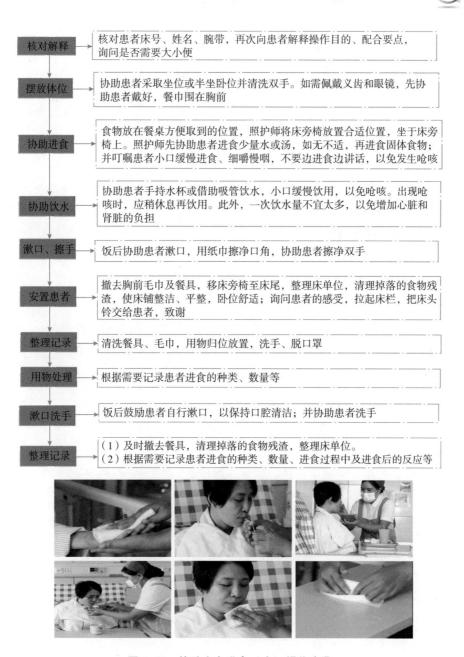

图 6-21　协助患者进食（水）操作步骤

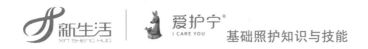

第八节　排泄照护技术

一、协助如厕操作规范

（一）目的

（1）协助活动不便的患者排便。

（2）满足患者排泄需要。

（3）维持患者舒适。

（二）操作前准备

1. 照护师准备

（1）沟通解释：告知患者操作目的、方法、注意事项及配合要点。

（2）查看了解：在护士指导下查看了解患者的意识状态、自主能力、患者肢体活动度，看患者是否可以坐起、下床、行走；根据患者病情及自理能力协助其采取床上、床旁或扶至厕所如厕。

（3）个人防护：衣服整洁，指甲短，洗手，戴口罩。

2. 用物准备

卫生纸，视患者情况备拐杖、轮椅、助步器、便盆或尿壶、一次性手套。

3. 环境准备

病房整洁、舒适，温度适宜，有隔帘遮挡，地面无水渍、无障碍物、有防滑垫，请无关人员离开。

（三）操作流程

协助如厕操作步骤如图 6-22 所示。

（四）总体评价

（1）动作有序、熟练。

（2）灵活处理相关情况。

（五）注意事项

（1）提醒患者在厕所如厕时只将厕所门虚掩，不能将门关严，如有异常情况方便工作人员进入施救。

到厕所如厕

核对解释	核对床号、姓名、腕带，确认患者是否可以坐起、下床、行走，根据患者病情及自理能力协助其采取床上、床旁或扶至厕所如厕

去往厕所	（1）放下近侧床档，扶患者坐起。 （2）询问有无头晕等不适症状，如无不适则可扶其床旁站立片刻，平稳后慢慢移步到厕所

到厕所后	（1）协助放下便器坐垫，嘱患者坐稳。 （2）对于有跌倒危险的患者，照护师不能离开；如患者身体状况尚可，嘱其扶住马桶旁扶手，并告知如有不适及时按红灯呼救，照护者在门外等待。 （3）扶患者站起、洗手，扶到床边休息，取舒适卧位，拉好床栏

床旁、床上如厕

床旁如厕	可选用移动坐便器或在椅子上放便盆，协助患者脱下裤子，在便器上坐稳。男患者则需照护师将小便器递与患者或协助使用

床上如厕	在患者臀下垫一次性中单，协助患者松开裤头，将裤子脱至膝下，不能下地的患者，给予便盆或尿壶。便盆使用前用温水冲洗后擦拭干净，将扁平一端放于患者臀下，便后及时将便盆取出

如厕后	协助患者擦净粪便、洗手，必要时给予冲洗会阴及肛门处，保持清洁舒适

安置患者	整理床单位，安置舒适卧位，询问患者的感受，拉起床栏，把床头铃交给患者，致谢

整理用物	清洗便盆或尿壶，用物归位放置，洗手、脱口罩

记录	记录患者尿液、粪便的颜色和量，有异常及时报告护士

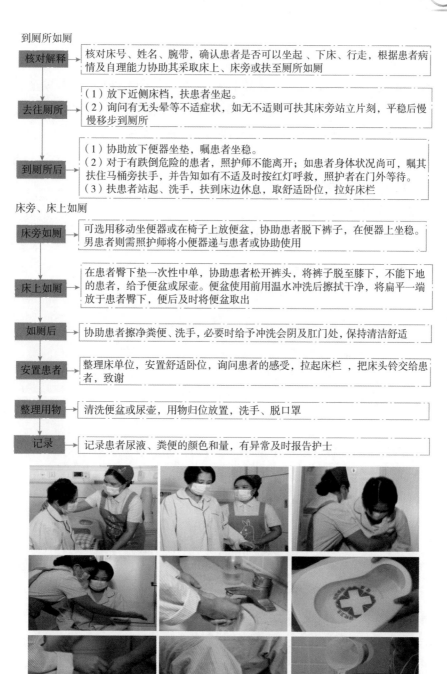

图 6-22　协助如厕操作步骤

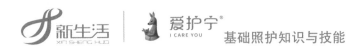

（2）床上使用便盆时，注意放入和取出时要将患者臀部抬高，切忌拖、拉便器或坐盆时间过长导致患者臀部擦伤或压疮发生。

（3）协助患者床旁厕时，不能离开患者，要始终旁边扶持，保证安全。

（4）患者宜取坐位如厕，避免蹲位排便，否则患者疲劳。对于有高血压、心脏病者，下蹲时间久会导致血压改变或加重心脏负担发生意外。

（5）卫生间地面干燥、防滑，排便时，提醒患者双手扶稳扶手进行排便，便后起身要慢，防止跌倒。

（六）健康教育

向病人及家属讲解正常排便习惯的重要性。

二、床上使用尿壶操作规范

（一）目的

（1）协助卧床患者使用尿壶排尿，满足患者排泄需要。

（2）保持衣被清洁、干燥。

（3）增进舒适，预防并发症。

（二）操作前准备

1. 照护师准备

（1）沟通解释：告知患者操作目的、方法、注意事项及配合要点。

（2）查看了解：在护士指导下查看了解患者的意识状态、自理能力。

（3）个人防护：衣服整洁，指甲短，洗手，戴口罩。

2. 用物准备

卫生纸、一次性中单或一次性护理垫、一次性手套，根据性别选择男性尿壶或者女性尿壶。

3. 环境准备

病房整洁、安静，温度适宜，光线充足；用屏风或布帘遮挡，保护隐私。

（三）操作流程

床上使用尿壶操作步骤如图 6-23 所示。

（四）总体评价

（1）动作有序、熟练。

（2）灵活处理相关情况。

| 核对解释 | → | 核对患者床号、姓名及腕带，再次向患者解释操作目的、配合要点 |

| 平卧松裤带 | → | 协助患者平卧；在盖被里协助患者松裤带，将裤子退至膝下，嘱其屈膝 |

| 女性使用尿壶 | → | （1）垫一次性中单：照护师放下一侧床栏，掀开患者下身盖被折向远侧，一只手准备好一次性中单或一次性尿布，叮嘱患者抬高臀部，并用另一只手给予协助，将一次性中单或一次性尿布垫于患者臀下（或让患者先侧卧，再铺好一次性中单）。
（2）持尿壶接尿：叮嘱患者双腿分开，仰卧屈膝，照护师手持尿壶，将开口边缘紧贴会阴，盖好盖被，叮嘱患者排尿。
（3）擦拭会阴：便毕，再将被子掀开取出尿壶，取卫生纸帮助患者擦干会阴部 |

| 男性使用尿壶 | → | （1）协助翻身侧卧：将患者双手交叉放于腹部，照护师一只手扶患者肩部，另一只手扶臀部，将患者轻轻翻身面向自己侧卧，下腿伸直，上腿略屈曲前倾。
（2）持尿壶接尿：侧卧位时壶身置于下腿与腹部之间（仰卧位时则抬高床头，壶身置会阴部），底部靠床，下垫卫生纸，将阴茎插入尿壶接尿口，用手固定，盖好被子，嘱患者排尿。
（3）取出尿壶：便毕，再将被子掀开取出尿壶，取卫生纸帮助患者擦干会阴部 |

| 安置患者 | → | 整理床单位，安置舒适卧位，询问患者的感受，拉起床栏，把床头铃交给患者，致谢 |

| 倒尿整理 | → | 倒出尿液，清水冲洗尿壶，整理用物，洗手、摘口罩 |

| 记录 | → | 根据需要记录患者排尿的颜色、量、性状及患者的反应等 |

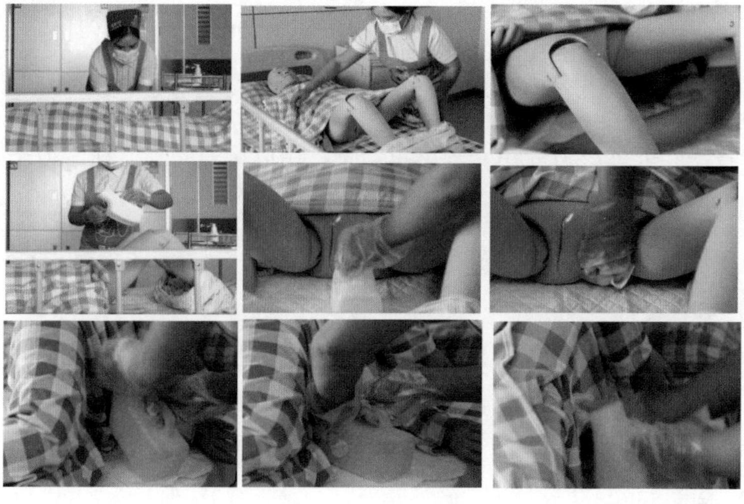

图6-23　床上使用尿壶操作步骤

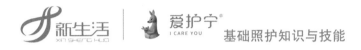

（五）注意事项

（1）操作过程中注意给患者保暖，防止着凉。

（2）尿壶专人专用，及时倒尿液，保持清洁，定期消毒。

（3）尿壶使用时，注意压力要适当。特别是使用女性尿壶时，过轻易致尿液外溢，过重易致局部受压损伤。

（4）鼓励能自理的患者自行接尿。

三、床上使用便器操作规范

（一）目的

（1）协助卧床患者排便，满足排泄需要。

（2）增进舒适。

（二）操作前准备

1. 照护师准备

（1）沟通解释：告知患者操作目的，征得患者的同意，取得配合。

（2）查看了解：在护士指导下查看了解患者的意识状态、自主能力、患者的配合程度。

（3）个人防护：衣服整洁，指甲短，洗手，戴口罩。

2. 用物准备

便器、卫生纸、一次性中单、一次性手套两副，必要时备床单、衣裤。

3. 环境准备

病室整洁、安静，温度适宜，光线充足；用屏风或布帘遮挡，保护隐私。

（三）操作流程

床上使用便器操作步骤如图6-24所示。

（四）总体评价

（1）动作轻、稳、熟练，避免指甲划破患者皮肤。

（2）关爱患者，与患者有良好的沟通。

（3）灵活处理相关情况。

（五）注意事项

（1）注意遮盖患者，防受凉，保护隐私。

（2）便器须清洁、无破损。冬天可先用热水温暖便器。

核对解释	核对患者床号、姓名、腕带，再次向患者解释操作目的、配合要点
平卧、松裤带	（1）照护师放下一侧床栏，协助患者平卧。 （2）在盖被里协助患者松裤带。 （3）将裤子退至膝下。 （4）协助患者屈膝
辅中单	（1）掀开下身盖被折向远侧。 （2）一只手准备好一次性中单，另一只手协助患者抬高臀部，将其铺于患者臀下
放便器	（1）嘱咐并协助患者抬高臀部，将便器放置臀下（便器窄口朝向足部）。 （2）盖好盖被进行排便
取便器	（1）戴一次性手套，掀开被子。 （2）协助患者抬高臀部，取出便器
擦肛门	取卫生纸为患者擦净肛门，必要时用温水清洗
安置患者	取臀下一次性中单，脱手套，洗手；整理床单位，盖好盖被，安置患者于舒适体位，询问患者的感受，拉起床栏，把床头铃交给患者，致谢
用物处理	戴手套，倾倒大便，清洗便器，避免污渍附着，用物归位放置，脱手套，洗手、脱口罩、开窗通风
记录	根据需要记录患者排便的颜色、量、性状及患者的反应等

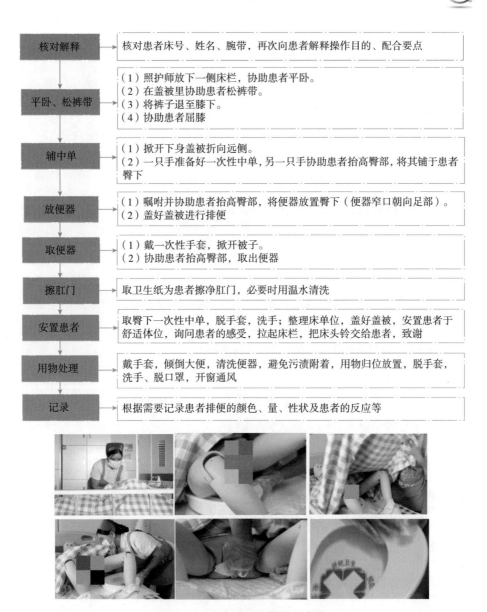

图6-24　床上使用便器操作步骤

（3）取放便器，托起患者臀部，避免擦伤皮肤。

四、为患者更换纸尿裤操作规范

（一）目的

（1）为不能自理的尿失禁患者更换纸尿裤。

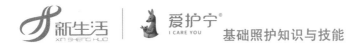

（2）清洗会阴部，以保持会阴部的清洁、干燥。

（3）增进舒适，预防并发症。

（二）操作前准备

1. 照护师准备

（1）沟通解释：告知患者操作目的，征得患者的同意，取得配合。

（2）查看了解：在护士指导下查看了解患者的会阴部皮肤情况及尿布（纸尿裤）潮湿情况，判断是否需要更换。

（3）个人防护：衣服整洁，指甲短，洗手，戴口罩。

2. 用物准备

纸尿裤、毛巾、水盆、热水、卫生纸、一次性手套，必要时备床单、衣裤。

3. 环境准备

病房整洁、安静，温度适宜，光线充足；用屏风或布帘遮挡，保护隐私。

（三）操作流程

为患者更换纸尿裤操作步骤如图6-25所示。

（四）总体评价

（1）选择合适型号的纸尿裤，粘贴松紧适宜，以能放入一指为度。

（2）注意遮盖患者，防受凉，保护隐私。

（五）注意事项

（1）每次更换纸尿裤均需使用温热毛巾擦拭或清洗会阴部，并检查会阴部及臀部皮肤情况。尤其是夏天，应注意防止发生尿布疹及压疮，一旦发生应立即上报。

（2）定时查看纸尿裤浸湿情况，及时进行更换。如有大便，立即更换。更换时，先用卫生纸擦净，撤离纸尿裤，再擦洗。

五、协助留取尿标本操作规范

（一）目的

（1）留取尿液标本进行实验室的物理、化学检查。

（2）帮助疾病诊断、治疗监测及健康普查。

（二）操作前准备

1. 照护师准备

（1）沟通解释：告知患者留取尿液标本的目的，取得配合。

核对解释	核对患者床号、姓名、腕带，再次向患者解释更换尿布（纸尿裤）目的及方法
备纸尿裤、温水	（1）根据患者的体型选择合适的纸尿裤。 （2）照护师将温水、毛巾、纸尿裤备好放在患者旁边
取体位、松解纸尿裤	放下一侧床栏，协助患者平卧，掀开下身盖被，松开纸尿裤胶贴，放下纸尿裤的前部
清洁会阴部	戴一次性手套，用毛巾沾水擦洗患者会阴部并擦干
撤出湿纸尿裤	协助患者侧卧，取下湿的纸尿裤放入垃圾桶，擦洗臀部并擦干，脱下手套放垃圾桶
放置新纸尿裤	将新纸尿裤的后部沿腰部展开，前部置于两腿之间，协助患者平卧
固定纸尿裤	两腿中间的纸尿裤往上提拉到下腹部，与后端对正，拉伸后部腰围，分别撕开两侧腰贴，贴在前部腰贴区
调整纸尿裤	调整腰部和腿部的褶边，完全贴合身体
安置患者	整理床单位，盖好盖被，安置患者于舒适体位，询问患者的感受，拉起床栏，把床头铃交给患者，致谢
用物处理	根据需要记录更换纸尿裤的次数、大小便、皮肤等情况

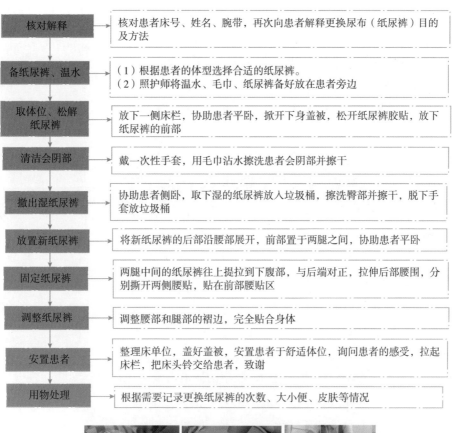

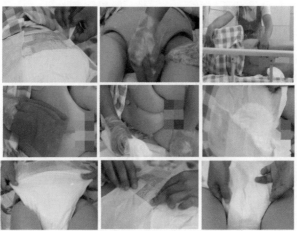

图 6-25 为患者更换纸尿裤操作步骤

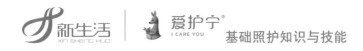

（2）查看了解：在护士指导下查看患者的意识状态、自主能力、肢体活动度。

（3）个人防护：衣服整洁，指甲短，洗手，戴口罩。

2. 用物准备

尿标本容器、集尿杯、条形码、便器、护理垫、卫生纸、一次性手套、标本运送箱。

3. 环境准备

宽敞、安全、隐蔽，必要时用屏风或布帘遮挡保护隐私。

（三）操作流程

协助留取尿标本操作步骤如图 6-26 所示。

（四）总体评价

（1）关爱患者，与患者有良好的沟通。

（2）处理相关情况。

（五）注意事项

（1）注意保护患者隐私。

（2）为确保检验结果的准确性，收集的尿液需及时送检。

（3）避免将粪便或其他液体混于尿液中。

（4）女性患者月经期不宜留取尿标本，留置尿管除外。

（六）健康教育

（1）向病人及家属解释尿液标本收集的重要性。

（2）指导尿液标本收集的方法及注意事项。

六、协助留取粪便标本操作规范

（一）目的

检查粪便的性状、颜色及粪便里的细胞，协助诊断。

（二）操作前准备

1. 照护师准备

（1）沟通解释：告知患者留取类便标本的目的，取得配合。

（2）查看了解：在护士指导下查看患者的意识状态、自主能力、肢体活动度。

核对并解释	→	携用物至患者床旁，将条形码上的住院号、床号、姓名与患者的床号、姓名及手腕带上的住院号核对，再次向患者解释操作目的、配合要点
自理患者	→	给患者标本容器，嘱其晨起第一次尿留于标本容器中。一般留取30mL，测定尿比重需要留尿100mL
行动不便患者	→	放下一侧床栏，协助患者在床上使用便器，收集尿液于标本容器中
留置导尿患者	→	于集尿袋下方引流孔处打开橡胶塞收集尿液
安置患者	→	脱手套，洗手，整理床单位，协助患者卧于舒适卧位，询问患者的感受，拉起床栏，把床头铃交给患者，致谢
用物处理	→	（1）整理用物，并放回原处，定期消毒。 （2）将留取好的尿标本放在科室指定位置或用标本运送箱将标本及时送检。 （3）脱手套，洗手，脱口罩

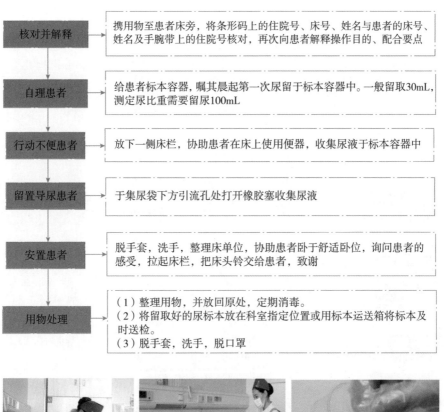

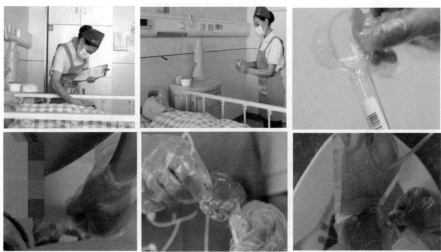

图 6-26　协助留取尿标本操作步骤

（3）个人防护：衣服整洁，指甲短，洗手，戴口罩。

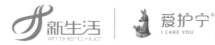
2. 用物准备

粪便标本容器（蜡纸盒、小瓶、塑料盒）、条形码、检便匙或竹签、清洁便器、护理垫、卫生纸、一次性手套、标本运送箱。

3. 环境准备

宽敞、安全、隐蔽，必要时用屏风或布帘遮挡保护隐私。

（三）操作流程

协助留取便标本操作步骤如图 6-27 所示。

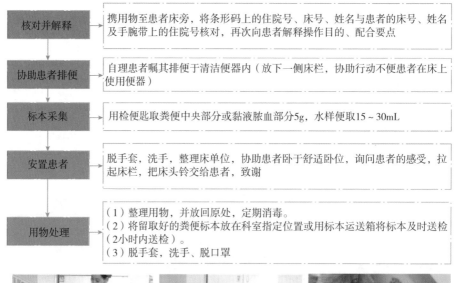

核对并解释	携用物至患者床旁，将条形码上的住院号、床号、姓名与患者的床号、姓名及手腕带上的住院号核对，再次向患者解释操作目的、配合要点
协助患者排便	自理患者嘱其排便于清洁便器内（放下一侧床栏，协助行动不便患者在床上使用便器）
标本采集	用检便匙取粪便中央部分或黏液脓血部分5g，水样便取15~30mL
安置患者	脱手套，洗手，整理床单位，协助患者卧于舒适卧位，询问患者的感受，拉起床栏，把床头铃交给患者，致谢
用物处理	（1）整理用物，并放回原处，定期消毒。 （2）将留取好的粪便标本放在科室指定位置或用标本运送箱将标本及时送检（2小时内送检）。 （3）脱手套，洗手、脱口罩

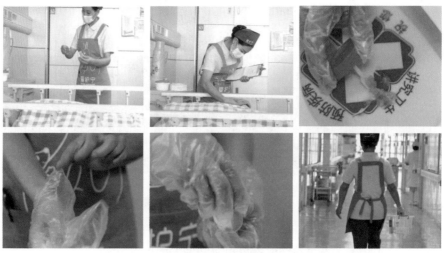

图 6-27　协助留取便标本操作步骤

（四）总体评价

（1）动作有序、熟练。

（2）灵活处理相关情况。

（五）注意事项

（1）嘱患者在解便前排尿，避免粪便中混有尿液。

（2）便器应清洁、干燥。

（3）水样便应盛于容器中送检。

（六）健康教育

（1）向病人及家属解释粪便标本收集的重要性。

（2）指导粪便标本收集的方法及注意事项。

七、协助留取痰标本操作规范

（一）目的

（1）检查痰液中的细菌、寄生虫卵和癌细胞。

（2）观察其性质、气味、颜色、量。

（3）帮助临床诊断。

（二）操作前准备

1. 照护师准备

（1）沟通解释：告知患者留取痰标本的目的，取得配合。

（2）查看了解：在护士指导下查看患者的意识状态、自主能力、肢体活动度。

（3）个人防护：衣服整洁，指甲短，洗手，戴口罩。

2. 用物准备

温开水、弯盘、标本容器、条形码、一次性手套、标本运送箱。

3. 环境准备

病房整洁，容器放置妥善。

（三）操作流程

协助留取痰标本操作步骤如图 6-28 所示。

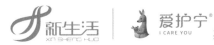

核对并解释	→	携用物至患者床旁，将条形码上的住院号、床号、姓名与患者的床号、姓名及手腕带上的住院号核对，再次向患者解释操作目的、配合要点
协助患者漱口	→	患者晨起，放下一侧床栏，协助取舒适卧位，用清水漱口三次以清除口腔内的细菌
标本采集	→	指导患者深呼吸数次后用力咳出气管深处的痰液（晨起后第一口痰）于干净消毒的痰盒中，加盖。痰液不易咳出者，可先从下向上，从外向内叩击患者背部，使呼吸道分泌物松脱而易于排出体外
安置患者	→	脱手套，洗手，整理床单位，协助患者卧于舒适卧位，询问患者的感受，拉起床栏，把床头铃交给患者，致谢
用物处理	→	（1）整理用物，并放回原处。 （2）将留取好的痰标本放在科室指定位置或用标本运送箱将标本及时送检（1小时内送检）。 （3）脱手套，洗手，脱口罩

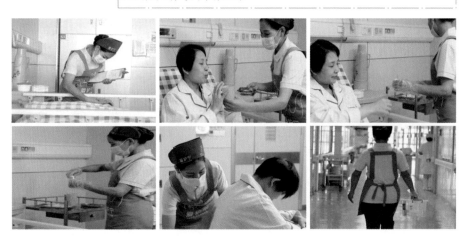

图6-28　协助留取痰标本操作步骤

（四）总体评价

（1）动作有序、熟练。

（2）灵活处理相关情况。

（五）注意事项

（1）告知患者不可将唾液、漱口水、鼻涕、食物等混入痰中。

（2）清晨痰液量大，含菌量最多，是留取痰标本的最佳时间。

（3）如查癌细胞，痰杯内应放 10%甲醛溶液或 95%酒精溶液固定后送检。

（六）健康教育

（1）向病人及家属解释痰液标本收集的重要性。

（2）指导痰液标本收集的方法和注意事项。

八、协助叩背咳痰操作规范

（一）目的

（1）通过震动作用，使痰液松动，利于咳出。

（2）保持呼吸道通畅。

（3）预防肺部感染。

（二）操作前准备

1. 照护师准备

（1）沟通解释：告知患者叩背的目的、方法、注意事项及配合要点。

（2）查看了解：在护士指导下查看了解患者的理解合作程度、是否带有管道、有无损伤的部位。

（3）个人防护：衣服整洁，指甲短，洗手，戴口罩。

2. 用物准备

2 个枕头。

3. 环境准备

清洁明亮、室温适宜，酌情关闭门窗，拉上隔帘或窗帘，保护隐私，避免着凉。

（三）操作流程

协助叩背咳痰操作步骤如图 6-29 所示。

（四）总体评价

（1）用力适当，方法正确。

（2）关爱患者，与患者有很好的沟通。

（3）灵活处理有关情况。

（五）注意事项

（1）叩击的力量不能过重，也不能过轻，操作中注意询问患者的感受，调整叩击力度。

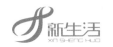 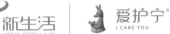
核对解释	核对患者床号、姓名、腕带，再次向患者解释操作目的、配合要点，询问是否需要大小便
患者姿势	通常情况下选择坐位；如果患者不能耐受或受某些条件的限制（如进行机械通气时），可以选择侧卧位来进行。协助取侧卧位时，胸前抱一小枕，使身体有较好的支撑
照护师姿势	照护师站在患者的前面叩打肺叶的对侧，一只手扶住患者肩胸部，另一只手叩击背部
叩击方法	（1）选择双手五指并拢，手掌空心呈握杯状，掌指关节自然屈曲120～150度。 （2）照护师肩部放松，以手腕的力量按100次/分的频率均力拍患者背部。 （3）利用手掌大鱼际、小鱼际或整个手掌紧贴皮肤震动，相邻两次拍背震动的部位应重叠1/3。 （4）鼓励患者有效咳嗽
叩击顺序	按照自下而上、自外而内的顺序
叩击时间	每一肺叶叩打1～3分钟，每次3～5分钟
整理	整理床单位，协助患者取舒适体位，询问患者的感受，把床头铃交给患者，致谢
用物处理	用物归位放置，洗手、脱口罩，开窗通风

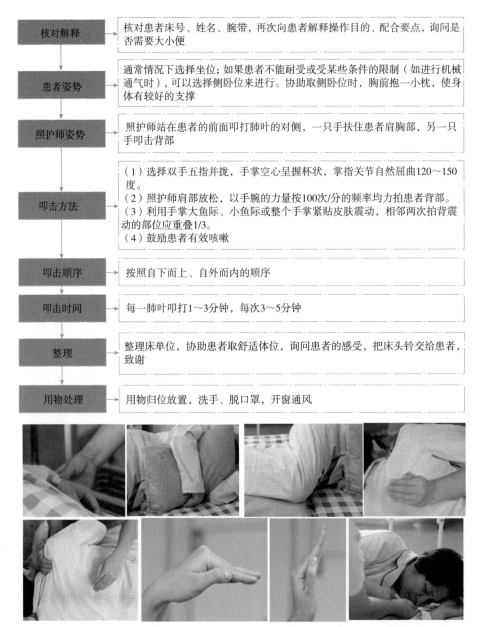

图6-29 协助叩背咳痰操作步骤

（2）不可在脊柱、伤处叩击，避免用手指叩击，避免在患者进餐前后叩击；注意遮盖患者，防受凉，保护隐私。

（3）如患者痰液较黏稠，应鼓励多饮水，在稀释痰液的基础上叩背。

（六）健康教育

（1）向病人及家属解释叩背的重要性。

（2）指导叩背的方法及注意事项。

九、标本送检操作规范

（一）目的

保证患者检验标本安全、准确无误地运送到目的地。

（二）操作前准备

1. 照护师准备

（1）查看了解：检查标本容器有无破损、标本有无渗漏、容器盖是否盖好，如有疑问，与科室护士确认。

（2）个人防护：衣服整洁，指甲短，洗手，戴口罩。

2. 用物准备

标本运送箱、一次性手套。

3. 环境准备

标本存放处清洁、通风、室温不宜超过 35℃。

（三）操作流程

标本送检操作步骤如图 6-30 所示。

（四）总体评价

（1）动作轻、稳、熟练，按规定时间送检。

（2）灵活处理相关情况。

（五）注意事项

（1）急查标本 1 小时内送检，普通标本 2 小时内送检，血气标本 30 分钟内送检，病房第一批标本于上午 9 时前送达化验室。

（2）样本应置于安全防漏的容器中运输，运送过程中标本管口垂直朝上放置，避免振动、洒溅。如遇洒溅需妥善处理被标本污染的物体表面：先用吸附纸去除可见的污染物，再用消毒剂消毒 30 分钟，最后再进行清洁。

（3）注意手卫生，做好个人防护。

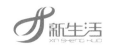 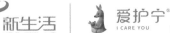

核对装箱	用不戴手套的手操作电脑，按照标本登记的顺序、标本信息等内容进行核对，核对无误后用戴手套的手将标本依次放入标本运送箱
运送	送检途中平稳，防止标本打洒、损坏或混淆
交接登记	（1）按照标本登记、放置的顺序，与检验科接收人员一起查对标本。 （2）核对无误后，检验科接收人员要在标本登记本上登记标本个数并签字确认。 （3）遇有不合格的标本，及时与病房护士联系或带回处理
标本洒溅处理	遇到如不小心摔碎标本情况，要及时向主管领导及科室护士长汇报
整理	整理用物，标本箱应每天用1000mg/L（1:50）有效氯消毒液进行擦拭消毒1次，作用30分钟。按七步洗手法洗手

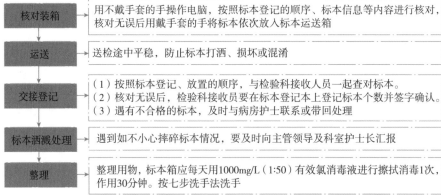

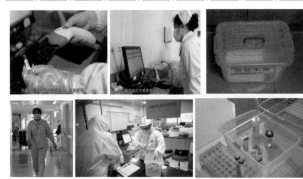

图 6-30　标本送检操作步骤

第九节　睡眠照护技术

睡眠照护操作规范

（一）目的

（1）协助不能自理的患者做好睡前卫生，促进患者睡眠。

（2）增进患者舒适。

（二）操作前准备

1. 照护师准备

（1）沟通解释：告知患者操作的目的，征得患者的同意，取得配合。

（2）查看了解：在护士指导下查看患者的作息习惯、自主能力、肢体活动度。

（3）个人防护：衣服整洁，指甲短，洗手，戴口罩。

2. 用物准备

温水（不超过40℃）、3个盆（分别洗脸、洗会阴、洗脚用）、3条毛巾（配合3个盆使用）、牙刷、牙膏（漱口水）、便器、护理垫和浴巾。

3. 环境准备

室温、光线适宜，酌情关门窗，以防患者受凉，并注意保护患者隐私。

（三）操作流程

睡眠照护操作步骤如图6-31所示。

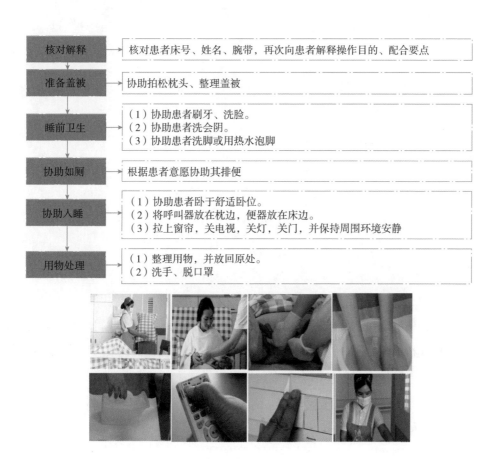

图 6-31　睡眠照护操作步骤

第七章　移动照护基本操作技能

第一节　体位移动与锻炼照护技术

一、变换卧位（翻身侧卧）操作规范

（一）目的

（1）协助患者翻身，促进血液循环。

（2）减少局部皮肤长期受压，防止压疮等并发症的发生。

（3）增加肌肉活动，提高肺活量，促进患者舒适。

（4）避免压力性损伤等并发症的发生。

（5）满足检查、治疗和护理的需要。

（二）操作前准备

1. 照护师准备

（1）解释沟通：告知患者操作的目的、方法、注意事项，获得理解与配合。

（2）查看了解：在护士指导下查看了解卧床患者卧位保持时间、是否需要翻身。

（3）个人防护：衣服整洁、大方，指甲短，洗手，戴口罩。

2. 用物准备

软枕、专用翻身枕。

3. 环境准备

病房整洁安静、温度适宜、光线充足，用屏风遮挡保护患者隐私。

（三）操作流程

变换卧位（翻身侧卧）操作步骤如图 7-1 所示。

核对解释	核对患者床号、姓名、腕带，再次向患者解释操作目的、配合要点，询问是否需要大小便
一人协助患者翻身法	（1）翻身前准备：照护师首先固定好床脚轮，放平支架，拉起对侧床栏，妥当安置各种管道；然后将患者平卧，双手交叉放于腹部，屈曲双膝 （2）先将患者双下肢移向靠近照护者侧的床沿，再将患者肩、腰、臀部向照护者侧移动。 （3）翻向对侧：一只手扶患者肩部，另一只手扶膝部，将患者翻身至对侧背向照护师；或者照护师转向对侧，将患者翻身面向自己
两人协助患者翻身法	（1）翻身前准备：照护师首先固定好床脚轮，放平床架，拉起对侧床栏，妥当安置各种管道；然后将患者平卧，双手交叉放于腹部，屈曲双膝。 （2）移向近侧：照护师两人站在床的同一侧，一人托住患者颈、肩及腰部，另一人托住患者臀部和腘窝，两人同时将患者抬起移向近侧。 （3）翻向对侧：分别扶托肩、腰、臀和膝部，将患者翻身至对侧背向照护师；或者照护师转向对侧，将患者翻身面向自己
观察皮肤	掀开患者背部盖被、衣服，观察其背部、臀部的皮肤情况
安置翻身枕	将专用翻身枕放置在患者背后，告知患者倚靠在专用翻身枕上
安放肢体位置	在患者胸前放一软枕，将上侧手臂放于软枕上，下侧手臂放于软枕边；在两膝之间放置一软枕，上腿屈曲放于软枕上，下腿略伸直
整理	整理床单位，拉上近侧床栏，询问患者的感受，把床头铃交给患者，致谢
记录	翻身后在翻身卡上记录翻身时间、卧位、皮肤情况，执行者签名
用物处理	洗手、脱口罩

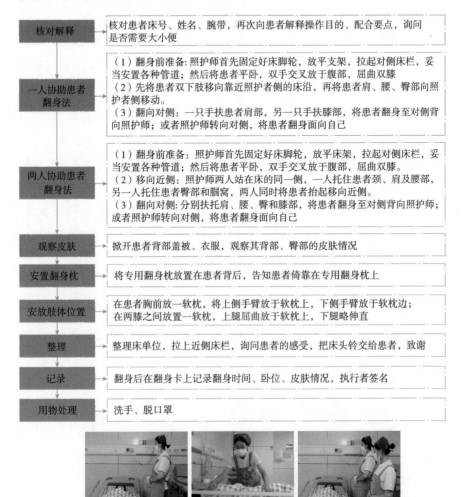

图 7-1 变换卧位（翻身侧卧）操作步骤

（四）注意事项

（1）患者身上有管道时，需先固定好管道，防止脱落。

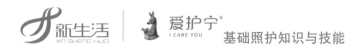

（2）翻身时，应将患者抬起，避免拖、拉、拽等动作，以免擦伤患者皮肤；定时为患者翻身，可采取左侧卧位、右侧卧位、平卧位，至少每 2 小时翻身 1 次，必要时 1 小时或半小时翻身 1 次。

（3）翻身前，床边需留足够空间用于患者翻身，并将床栏拉起，确保翻身后舒适与安全；翻身后要维持各关节正常功能位置，降低关节压力和活动限制，避免关节和肌肉萎缩。

（4）翻身时，注意保持床垫平整，翻身与背部护理及叩背相结合，预防压力性损伤等并发症。

（5）翻身后，对意识清醒、能配合的患者询问其感受，以确保患者体位舒适。

（6）注意为患者保暖。

（7）颈椎或颅骨牵引者、颅脑手术者、石膏固定者，需要在护士指导下与护士共同完成翻身，有伤口敷料者，应先检查伤口辅料是否潮湿或脱落，如有脱落或潮湿应先报告护士，先更换敷料并固定后再翻身。

（六）健康教育

（1）向患者及家属说明正确更换卧位对预防并发症的重要性。

（2）更换卧位前根据其目的的不同，向患者及家属介绍更换卧位的方法及注意事项。

（3）教会患者及家属更换卧位和配合更换的正确方法，确保患者的安全。

二、变换卧位（移向床头）操作规范

（一）目的

协助滑向床尾又不能自行移回床头的患者，恢复舒适、安全的体位。

（二）操作前准备

1. 照护师准备

（1）沟通解释：告知患者操作目的，取得配合。

（2）查看了解：在护士指导下查看了解患者的年龄、体重、病情、治疗情况，心理状态及合作程度。

（3）个人防护：衣服整洁，指甲短，洗手，戴口罩。

2. 用物准备

必要时备软枕。

3. 环境准备

房间整洁、安静，温度适宜，光线充足。

（三）操作流程

变换卧位（移向床头）操作步骤如图 7-2 所示。

核对解释	→	核对患者床号、姓名、腕带，再次向患者解释操作目的、配合要点，询问是否需要大小便
固定	→	固定好床脚轮
安置	→	放下一侧床栏，将各种管道及输液装置安置妥当；放平床头、床尾支架，必要时将盖被叠放于床尾；枕头横立于床头
一人协助移向床头	→	适用于半自理患者
摆体位	→	协助患者仰卧、屈膝，双手握住床头栏杆，双足蹬床面
移动患者	→	照护师一手稳住患者双脚，另一手在臀部提供助力，使其移向床头，照护师站于床旁，两脚适当分开，一只手托臀部，一只手托腰骶，嘱患者足部用力蹬床面，挺身上移，照护师与患者同时用力，协同移向床头
两人协助移向床头	→	适用于不能自理或体重较重的患者，可进行两人操作
摆体位	→	协助患者仰卧、屈膝
移动患者	→	照护师分别站于床的两侧，交叉拖住患者颈肩部和臀部，或一人托住颈部、肩部及腰部，另一人托住臀部及腘窝，两人同时抬起患者移向床头
安置患者	→	移枕置于头下，整理床单位，安置舒适卧位，询问患者的感受，拉起床栏，把床头铃交给患者，致谢
用物处理	→	用物归位放置，洗手、脱口罩

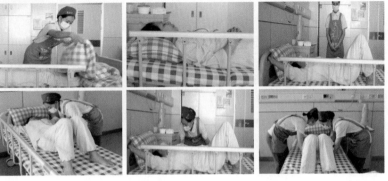

图 7-2　变换卧位（移向床头）操作步骤

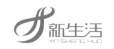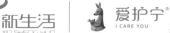
（四）总体评价

（1）动作轻、稳、熟练。

（2）灵活处理相关情况。

（3）关爱患者，与患者有良好的沟通。

（五）注意事项

（1）患者身上有导管时，要固定好，防滑脱。

（2）用力适当，防止头部撞伤；嘱有心血管疾病患者慎用力，两人协助移动。

（3）注意遮盖患者，冬天注意保暖、防受凉，保护隐私。

三、协助离床活动操作规范

（一）目的

（1）促进血液循环，有利于身体康复。

（2）防止并发症的发生。

（3）有助于患者的心情愉快。

（二）操作前准备

1. 照护师准备

（1）沟通解释：告知患者离床活动的好处，征得患者的同意，取得配合。

（2）查看了解：在护士指导下查看患者的全身情况，如有无管道，了解患者的活动能力及配合程度。

（3）个人防护：衣服整洁，指甲短，洗手，戴口罩。

2. 用物准备

适宜的衣裤、防滑拖鞋。

3. 环境准备

环境整洁宽敞、明亮，无障碍物，地面无水渍。

（三）操作流程

协助离床活动操作步骤如图 7-3 所示。

（四）总体评价

（1）动作有序、熟练。

（2）灵活处理相关情况。

（五）注意事项

（1）下床前应获得护士的许可和指导。

核对解释	核对患者床号、姓名、腕带，再次向患者解释操作目的、配合要点，询问是否需要大小便
协助患者坐起	（1）摇高床头90度呈坐姿；照护师站在床边，放下近侧床栏，将盖被折至床尾。 （2）照护师面向患者，左手环抱患者颈肩背后方，右手抓握患者左手臂，让患者抓握照护师右手，坐于床缘，双下肢下垂于床缘。 （3）让患者坐于床缘深呼吸3~5次，双下肢行踢腿活动3~5分钟
搀扶患者行走	协助患者穿好鞋子，下床站立30秒，如无不适则步行
安置患者	协助患者返回病房，为患者脱鞋，整理床单位，安置舒适卧位，询问患者的感受，拉起床栏，摇低床头，把床头铃交给患者，致谢
用物处理	整理用物，并放回原处；洗手、脱口罩

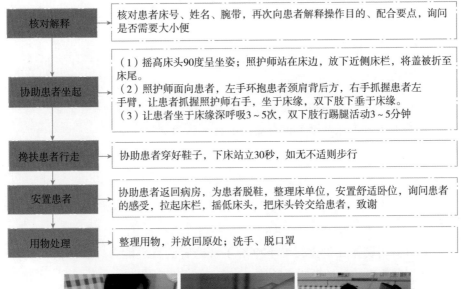

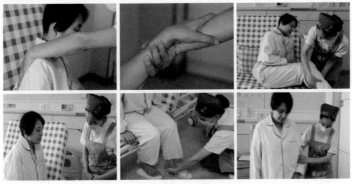

图7-3　协助离床活动操作步骤

（2）下床活动的时间和次数应根据患者的情况增减。

（3）首次下床活动时，照护师全程不离患者左右。

（4）活动时，留意患者的反应，如有异常及时通知护士。

（5）术后有引流管的患者，下床前要妥善固定，避免拉扯及滑脱。

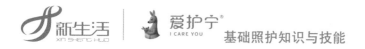

第二节　患者转运照护技术

一、轮椅转运操作规范

（一）目的

（1）运送不能行走但能坐起的患者检查、治疗、室外活动及出入院。

（2）帮助患者下床活动，促进血液循环和体力恢复。

（二）操作前准备

1. 照护师准备

（1）沟通解释：告知患者需要用轮椅运送进行检查或治疗或外出活动，取得配合。

（2）查看了解：在护士指导下查看了解患者的自理能力、肢体活动度，运送途中是否有障碍物，是否适合轮椅通过。

（3）个人防护：衣服整洁，指甲短，洗手，戴口罩。

2. 用物准备

检查轮椅各部件性能的完好性，必要时准备外衣、毛毯。

3. 环境准备

环境宽敞，移开障碍物，便于操作。

（三）操作流程

轮椅转运操作步骤如图7-4所示。

（四）总体评价

（1）动作轻、稳、熟练，避免指甲划破患者皮肤。

（2）关爱患者，与患者有很好的沟通。

（3）灵活处理有关情况。

（五）注意事项

（1）确保安全：转移患者时均应拉起车闸，固定轮椅；患者坐轮椅时，系好安全带。

（2）防压力性损伤：需长时间坐轮椅者，垫气垫，且每隔1小时，叮嘱患者

核对解释	核对患者床号、姓名、腕带，再次向患者解释操作目的、配合要点，询问是否需要大小便
打开轮椅	打开时，双手掌分别放在轮椅两边的横杆上（扶手下方，同时向下用力即可打开）
摆放轮椅	推轮椅至床旁，使轮椅背与床尾平齐或倾斜30～45度，拉起车闸，固定轮椅，翻起脚踏板
协助患者坐起	协助患者卧于床边，屈膝；照护师一只手置颈肩处，另一只手置患者远侧外侧，扶患者坐起，协助穿衣、穿鞋
转移	患者双手放在照护师的肩上，照护师的双手扶住患者的腰部，双脚和双膝抵住患者双脚、双膝的外侧(或一脚伸入患者双膝之间)，协助患者站立，以照护师的身体为轴心旋转身体，使患者安全坐于轮椅上
整理	调整坐姿，翻下脚踏板，协助患者将双足置于脚踏板上，系好安全带，根据需要给患者盖上或包裹毛毯
推送患者	（1）推送患者：观察患者，若无不适，松刹，推送患者至目的地。 （2）上坡时：照护师须站在轮椅的后方，身体微前倾，保持平稳推车。 （3）下坡时：调转轮椅方向，采用倒退下坡的方法，让患者双手抓握扶手，后背紧贴轮椅靠背，照护师须注意观察背后情况。 （4）过门槛时：叮嘱患者抓紧扶手，翘起前轮，避免过大的震动，保证患者安全。 （5）进出电梯时：进入电梯前，患者和照护师都背向电梯口，照护师在前，轮椅在后；进入电梯后，拉好刹车，固定轮椅；出电梯时，照护师在后，轮椅在前，正推出去
从轮椅转移到床	将轮椅推至床尾，使轮椅椅背与床尾平齐或朝向床头倾斜30～45度，使患者面向床头，拉起车闸，固定轮椅；将脚踏板翻起，患者脚放床上；患者双手搭照护师肩背部，照护师两手臂环抱患者腰部，两脚前后分开(或一脚伸入患者双膝之间)；照护师抱患者站起，并以自己的身体为轴心转动，将患者移到床上，盖好盖被
整理	整理床单位，协助患者取舒适体位，拉上近侧床栏，询问患者的感受，把床头铃交给患者，致谢
用物处理	轮椅放置定点位置，定期消毒；洗手，脱口罩

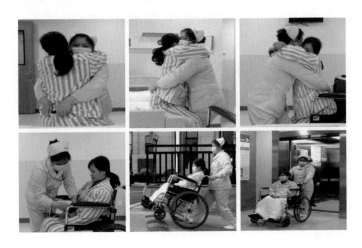

图7-4 轮椅转运操作步骤

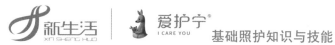
用双手支撑身体，使臀部离开片刻。

（3）推送过程中注意避开行人及障碍物。

（4）上下坡应注意安全，如患者较重、道路坡度较大时，应请人帮助，合理推动轮椅。

（六）健康教育

（1）解释搬运的过程、配合方法及注意事项。

（2）告知患者在搬运过程中，如感不适立刻向护士说明，防止意外发生。

二、平车转运操作规范

（一）目的

运送不能起床的患者入院做各种检查、治疗、手术及出入院。

（二）操作前准备

1. 照护师准备

（1）沟通解释：告知患者需要用平车运送进行入院、检查、治疗或手术，取得配合。

（2）查看了解：在护士指导下查看了解患者的理解合作程度、肢体活动度，是否带有管道，患者损伤的部位。

（3）个人防护：衣服整洁，指甲短，洗手，戴口罩。

2. 用物准备

平车、床罩、枕头、毛毯，必要时备木板垫、一次性中单；检查平车各部件性能完好性（床栏、刹车、安全带、床垫、车轮）。

3. 环境准备

环境宽敞，便于操作。

（三）操作流程

平车转运操作步骤如图7-5所示。

（四）总体评价

（1）动作轻、稳、熟练。

（2）关爱患者，与患者有很好的沟通。

（3）灵活处理有关情况。

（五）注意事项

（1）注意保暖，防受凉。

核对解释	→	核对患者床号、姓名、腕带，再次向患者解释操作目的、配合要点，询问是否需要大小便
固定平车	→	检查平车性能完好后，携用物至床旁，将平车推至床尾，头端与床尾成钝角，踩下刹车，固定平车，铺好盖被
一人搬运法	→	适用于上肢活动自如或体重较轻的患者。具体方法： （1）推平车：将平车推至床尾，大轮端靠近床尾，使平车头端与床尾成钝角；固定平车，将患者移至床旁。 （2）照护师姿势：照护师一只手臂自患者腋下伸至肩部外侧，另一只臂伸入患者大腿下。 （3）移动患者：患者双臂交叉于搬运者颈后，托起患者移步转身，将患者轻放于平车上，盖好盖被
两人搬运法	→	用于不能自行活动或体重较重者。平车放置方法同上。 （1）照护师位置：两人站于病床同侧，将患者移至床边，协助患者将上肢交叉于胸前。 （2）两人协作：两人同时托起患者颈部、腰部、臀部，同时合力抬起患者，移步转向平车，盖好盖被
三人搬运法	→	适用于不能自行活动或体重超重者，平车放置方法同上：三名照护师托住患者头、肩部、背部、臀部、腘窝、小腿部，三人同时抬起，使患者身体向操作者倾斜，同时移步转向平车，盖好盖被
四人搬运法	→	适用于病情较重或颈腰椎骨折患者。具体方法是： （1）搬运前准备：平车与床平行并紧靠床边，在患者腰下及臀部铺大单。 （2）搬运者甲、乙分别站于床头和床尾；搬运者丙、丁分别站于床和平车的一侧 （3）紧握中单四角，四人合力同时抬起患者，轻放于平车上，盖好盖被
搬运患者至平车	→	（1）照护师搬运患者轻放于平车上，患者头部放大轮一端，减轻颠簸引起的不适。 （2）身上如有管道，应妥善安置引流管。 （3）为患者盖好盖被，拉起平车两侧护栏，松刹车，平稳推平车
整理	→	患者返回病房后，照护师用同样的搬运法将患者搬运到床上，整理床单位，协助患者取舒适体位，拉上近侧护栏；询问患者的感受，把床头铃交给患者，致谢
用物处理	→	放置定点位置，定期消毒，洗手、脱口罩

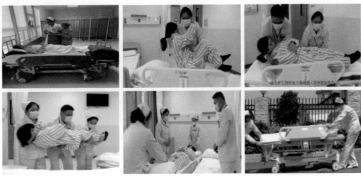

图 7-5　平车转运操作步骤

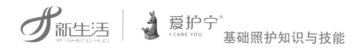

（2）患者身上有导管时，要先固定好导管，防止脱落。

（3）上下平车注意先踩刹车，平车两扶手拉好，避免患者跌出平车。

（4）一般需两人推动平车，一人在前把住方向，一人在后平稳推动平车。上坡时头在前，下坡时头在后。

（5）对于脊柱受伤患者，需在医护人员指导下整体搬运，避免脊柱扭曲。

（六）健康教育

（1）向患者及家属解释搬运的过程、方法及注意事项。

（2）告知患者在搬运过程中，如感不适立刻向照护师说明，防止意外发生。

三、搬运法操作规范

（一）目的

运送不能起床的患者出、入院做各种特殊检查、治疗、手术或转运。

（二）评估

（1）患者：体重、意识状态、病情与躯体活动能力，患者损伤的部位和理解合作程度。

（2）环境：环境宽敞，便于操作。

（三）操作前准备

（1）照护师准备：衣服整洁，洗手，指甲短不过甲缘。

（2）用物准备：平车（各部件性能良好）、枕头、带套的毛毯或棉被、木板垫（必要时备）、一次性治疗巾。

（3）患者准备：核对患者信息，已了解搬运的步骤和配合方法，询问是否需要大小便。

（四）操作流程

搬运法操作步骤如图 7-6 所示。

（五）总体评价

（1）动作轻、稳、熟练，避免指甲划破患者皮肤。

（2）关爱患者，与患者有良好的沟通。

（3）灵活处理相关情况。

（六）注意事项

（1）注意保暖，防受凉。

挪动法	适用于病情允许，且能在床上配合者
固定平车	将平车推至患者床旁，移开床旁桌椅，松开盖被；将平车推至床旁与床平行，大轮靠近床头，将制动闸止动
移至平车	协助患者将上身、臀部、下肢依次向平车移动；协助患者在平车躺好，用被单或盖被包裹患者，先足部，再两侧，头部盖被折成45度角
一人搬运法	适用于患者体重较轻，照护师力气较大者
固定平车	推平车至患者床旁，大轮端靠近床尾，使平车与床成钝角，将制动闸止动；松开盖被，协助患者穿好衣服
搬运患者	搬运者一臂自患者近侧腋下伸入至对侧肩部，另一只手伸入患者臀下；患者双臂过搬运者肩部，双手交叉于搬运者颈后，托起患者搬运
两人搬运法	适用于自己不能活动且体重较重的患者
固定平车	同一人搬运法步骤
站位	搬运者甲、乙二人站于患者同侧床边，协助患者将双手交叉放于胸前
搬运患者	搬运者甲一只手伸至患者头、颈、肩下方，另一手伸至患者腰部下方；搬运者乙一只手伸至患者患者臀部下方，另一手伸至患者膝部下方
三人搬运法	适用于自己不能活动且体重较重的患者
固定平车	同一人搬运法步骤
站位	搬运者甲、乙、丙三人站在患者同侧床旁，协助患者将上肢交叉于胸前
搬运患者	搬运者甲双手托住患者头、颈、肩及胸部，搬运者乙双手托住患者背、腰、臀部，搬运者丙双手托住患者膝部及双足
四人搬运法	适用于颈椎、腰椎骨折患者
固定平车	同挪动法步骤
站位	搬运者甲、乙分别站在床头和床尾，搬运者丙、丁分别站于病床和平车的一侧
搬运患者	将帆布兜或中单放于患者腰、臀部下方，搬运者甲抬起患者的头、颈、肩，搬运者乙抬起患者的双足，搬运者丙、丁分别抓住帆布兜或中单四角
移至平车	多人同时抬起患者至近侧床缘，再同时抬起患者稳步向平车处移动，将患者放于平车中央，盖好盖被
运送患者	拉上平车两扶手；松开平车制动闸，推患者至目的地

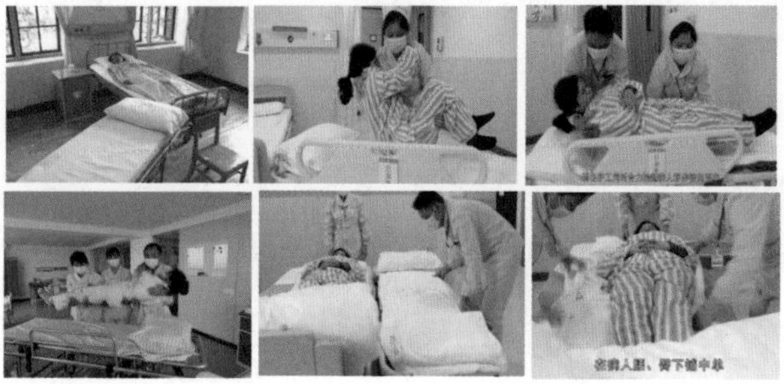

图7-6 搬运法操作步骤

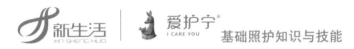

（2）患者身上有导管时，要先固定好导管，防止脱落。

（3）遇到骨折患者，不能随意活动骨折部位，应在医务人员指导下完成。

四、推送患者检查操作规范

（一）目的

保证外出检查患者的安全，避免患者在检查期间受伤。

（二）操作前准备

1. 照护师准备

（1）沟通解释：告知患者医生开具了检查单，取得配合。

（2）查看了解：在护士指导下查看了解患者的病情、理解合作程度、肢体活动能力、年龄、体重、有无骨折和牵引、伤口、引流管，以便确认患者转运方式和运输工具。

（3）个人防护：衣服整洁，指甲短，洗手，戴口罩。

2. 用物准备

轮椅、病床、平车、毛毯或盖被等。

3. 环境准备

酌情关闭门窗，保持合适的室温，以防对流引起患者受凉。

（三）操作流程

1. 步行陪送

如图7-7所示，扶送患者检查操作步骤如下：

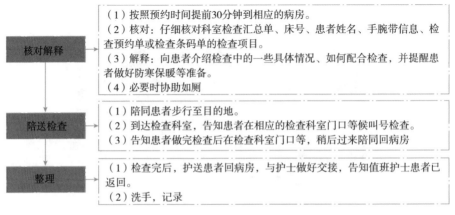

图 7-7　扶送患者检查操作步骤

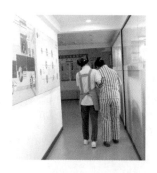

图 7-7 扶送患者检查操作步骤（续图）

2. 轮椅运送

如图 7-8 所示，轮椅转运患者检查操作步骤如下：

核对解释	（1）按照预约时间提前30分钟到相应的病房。 （2）核对：仔细核对科室检查汇总单、床号、患者姓名、手腕带信息、检查预约单或检查条码单的检查项目。 （3）解释：向患者介绍检查中的一些具体情况、如何配合检查，并提醒患者做好防寒保暖等准备。 （4）必要时协助如厕
转移患者	（1）检查轮椅（保持各部件完好备用），推至床边。 （2）轮椅背与床尾平齐，面向床头与床沿呈30~45度角。 （3）固定刹车、翻起脚踏板。 （4）协助患者慢慢转移到轮椅上。 （5）翻下脚踏板，让患者双脚置于其上，系好安全带
推送检查	（1）推患者去目的地（运送途中注意观察病患是否存在不适，及时解决）。 （2）推轮椅车速适中（上下坡按照"正上倒下"原则，进出电梯按照"倒进正出"原则）
整理	（1）检查结束，推送患者回病房，将轮椅推至床尾、制动，翻起脚踏板。 （2）协助上床，安置好患者。 （3）与护士做好交接，告知值班护士患者已返回。 （4）洗手，记录

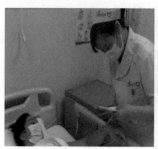
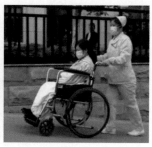

图 7-8 轮椅转运患者检查操作步骤

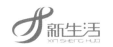 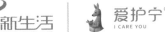

3. 病床运送

如图 7-9 所示，病床转运患者检查操作步骤如下：

核对解释
（1）按照预约时间提前30分钟到相应的病房。
（2）核对：仔细核对科室检查汇总单、床号、患者姓名、手腕带信息、检查预约单或检查条码单的检查项目。
（3）解释：向患者介绍检查中的一些具体情况、如何配合检查。
（4）必要时协助如厕

推送检查
（1）拉好病床护栏，盖好盖被。
（2）松开病床刹车，推患者去目的地（运送途中注意观察患者是否存在不适，及时解决；推病床车速适中，上下坡按照"头部居高位"原则，进塑料门帘时头部位置先进）。
（3）到达检查科室，固定病床刹车，协助患者上检查床。
（4）移动患者，让其移动至检查床指定位置（如患者无法自行挪动时，协助医务人员采用两人、三人或四人搬运法转移患者于检查床）

整理
（1）检查结束，协助患者下检查床，安置好患者。
（2）松开病床刹车。
（3）护送患者回病房，与护士做好交接，告知值班护士，患者已返回。
（4）洗手，记录

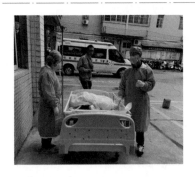

图 7-9　病床转运患者检查操作步骤

4. 平车运送

如图 7-10 所示，平车转运患者检查操作步骤如下：

核对解释	（1）按照预约时间提前30分钟到相应的病房。 （2）核对。仔细核对科室检查汇总单、床号、患者姓名、手腕带信息、检查预约单或检查条码单的检查项目。 （3）解释。向患者介绍检查中的一些具体情况、如何配合检查。 （4）必要时协助如厕
转移患者	（1）检查平车（保持各部件完好备用），推至床旁。 （2）平车移至床边，紧靠。 （3）调整平车高度与床同高或稍低。刹住平车。 （4）患者平移至床侧，靠近平车（危重患者、不配合者、身上有多根管道、正在输液者，由医务人员负责一起搬运和护送）。 （5）移动患者，让其移动至平车中央（如患者无法自行挪动时，协助医务人员采用两人、三人或四人搬运法转移患者于平车上）。 （6）安置患者于安全舒适的卧位，拉上护栏，系好安全带，盖好盖被
推送检查	（1）松开平车刹车，推患者去目的地（运送途中注意观察病患是否存在不适，及时解决；推平车车速适中，上下坡按照"头部居高位"原则，进塑料门帘时头部位置先进）。 （2）到达检查科室，固定平车刹车，协助患者上检查床。 （3）移动患者，让其移动至检查床指定位置（如患者无法自行挪动时，协助医务人员采用两人、三人或四人搬运法转移患者于检查床）
整理	（1）检查结束，协助患者下检查床，安置好患者。 （2）松开平车刹车。 （3）护送患者回病房，协助患者上床，并与护士做好交接，告知值班护士，患者已返回。 （4）洗手，记录

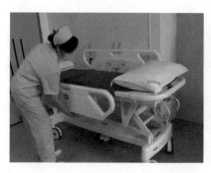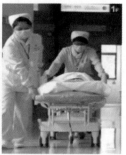

图 7-10　平车转运患者检查操作步骤

（四）总体评价

（1）动作轻、稳、熟练，符合操作流程。

（2）关爱患者，与患者有良好的沟通。

（3）灵活处理相关情况。

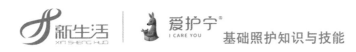

（五）注意事项

（1）患者的头要放在平车大轮子一端，以免在途中颠簸；无大小轮的平车以方便操作为原则。

（2）准备毛毯或被子，注意为患者做好保暖工作，冬天注意用帽子、围巾等为患者遮挡头部。

（3）拉上安全防床栏，系好安全带，以免患者从车上摔下。

（4）带输液及病情较重的患者送检时必须有医务人员跟随。

（5）在运送过程中，护送员要始终站在患者的头侧，以观察患者的病情。

第八章　应急救护基本操作技能

第一节　跌倒应急处理

跌倒应急处理操作规范

（一）目的

评估患者意外跌倒的伤情，正确处理，避免损伤。

（二）评估

（1）照护师准备：仪表整洁。

（2）用物准备：应急救护，无须特殊准备。

（三）操作流程

跌倒应急处理操作步骤如图 8-1 所示。

（四）总体评价

（1）动作轻、稳、熟练。

（2）关爱患者，与患者有良好的沟通。

（3）灵活处理相关情况。

（五）注意事项

（1）疑有脊柱损伤者，配合护士整体搬动患者，避免脊柱扭曲，以免造成截瘫等严重的二次损伤。

（2）软组织损伤者，避免按摩局部，可采取局部冷敷，以减轻肿胀。

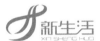

病房内急救	→	照护师在病房内发现患者跌倒时不急于扶起,立即呼叫医生及护士,首选呼叫器,并给予相应协助
病房外急救	→	照护师在病房外发现患者意识突然丧失,应立即进行抢救,同时呼叫旁人协助
评估伤情	→	有人意外跌倒,就地评估伤情,不急于扶起
判断意识	→	照护师呼叫患者,判断意识是否清楚;称谓合适、方法正确
意识不清者的处理	→	立即呼叫"120",注意清理患者口、鼻腔的分泌物、呕吐物等,头侧转,解开衣服领口,保持呼吸道通畅。心跳、呼吸停止者迅速进行心肺复苏
意识清楚者的处理	→	询问跌倒过程、损伤部位,检查伤情给予相应处理,检查伤情方法正确、有条理
损伤处理	→	(1)无明显组织损伤者:扶患者坐起,注意观察患者的反应。 (2)有局部损伤者:协助现场医护人员正确处理局部伤情,有骨折者予以固定;出血者予以止血包扎;扭伤、挫伤者局部制动、冷敷;初步处理后迅速送相关科室处理。 (3)出现口角歪斜、偏瘫、大出血、肢体压痛、畸形及活动异常、脊柱压痛、疑有内脏损伤者,立即呼叫"120",保持气道通畅,协助现场医护人员正确处理伤情
跟进预防性干预	→	主管人员尽快赶到现场协助运送员的工作并做好记录

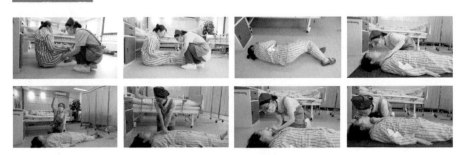

图 8-1　跌倒应急处理操作步骤

（3）若软组织损伤，48 小时以内禁止局部热敷，以免加重皮下出血、肿胀、疼痛。

（4）有目击者，注意记录目击者情况及联系方式。

（5）伤后 24 小时内，注意协助观察患者意识等病情变化情况。

第二节　突发病情变化应急处理

转送途中突发病情变化应急处理操作规范

（一）目的

协助医护人员处理突发病情变化患者采取相应措施，阻止病情进一步恶化及挽救心跳呼吸骤停患者的生命。

（二）评估

发现患者突然面色苍白、呼吸困难或意识丧失等。

（三）操作前准备

1. 照护师准备

仪表整洁。

2. 用物准备

应急救护，无须特殊准备。

（四）操作流程

转送途中突发病情变化应急处理操作步骤如图 8-2 所示。

（五）总体评价

（1）动作轻、稳、熟练。

（2）关爱患者，与患者有良好的沟通。

（3）灵活处理相关情况。

（六）注意事项

（1）保持冷静，安慰患者和家属。

（2）立即就近求助医护人员。

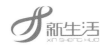
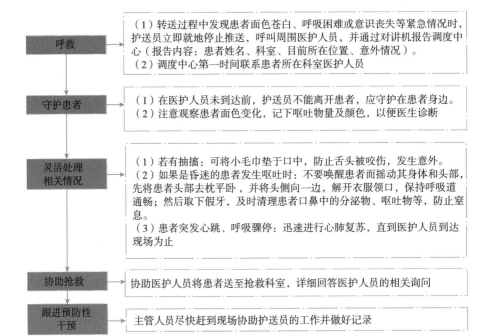

呼救	（1）转送过程中发现患者面色苍白、呼吸困难或意识丧失等紧急情况时，护送员立即就地停止推送，呼叫周围医护人员，并通过对讲机报告调度中心（报告内容：患者姓名、科室、目前所在位置、意外情况）。 （2）调度中心第一时间联系患者所在科室医护人员
守护患者	（1）在医护人员未到达前，护送员不能离开患者，应守护在患者身边。 （2）注意观察患者面色变化，记下呕吐物量及颜色，以便医生诊断
灵活处理相关情况	（1）若有抽搐：可将小毛巾垫于口中，防止舌头被咬伤，发生意外。 （2）如果是昏迷的患者发生呕吐时：不要唤醒患者而摇动其身体和头部，先将患者头部去枕平卧，并将头侧向一边，解开衣服领口，保持呼吸道通畅；然后取下假牙，及时清理患者口鼻中的分泌物、呕吐物等，防止窒息。 （3）患者突发心跳、呼吸骤停：迅速进行心肺复苏，直到医护人员到达现场为止
协助抢救	协助医护人员将患者送至抢救科室，详细回答医护人员的相关询问
跟进预防性干预	主管人员尽快赶到现场协助护送员的工作并做好记录

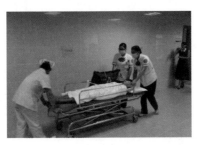

图8-2　推送途中突发病情变化应急处理操作步骤

（3）护送员在原地向汇报中心和患者所在科室报告。

（4）不能离开患者，以便随时接受运送任务和协助医护人员抢救患者。

第三节　初级急救技术

徒手心肺复苏操作规范

（一）目的

抢救心跳呼吸骤停者的生命。

（二）评估

（1）患者：意识状态、自主呼吸、颈动脉有无搏动、体位是否合适。

（2）环境：患者床单位周围是否宽敞，有无屏风遮挡。

（三）操作前准备

（1）照护师准备：应急救护，无须特殊准备。

（2）环境准备：患者床单位周围宽敞，用屏风或布帘遮挡，避免影响其他患者。

（3）用物准备：必要时备心脏按压板、脚踏板。

（4）患者准备：患者可能已昏迷，无须特殊准备。

（四）操作流程

徒手心肺复苏操作步骤如图8-3所示。

（五）总体评价

（1）动作迅速、熟练、准确。

（2）灵活处理有关情况。

（六）注意事项

（1）按压部位准确，力度合适，按压时两臂伸直。

（2）就地抢救，同时呼叫急救中心（"120"），急救期间抢救不中断，换人尽量在两组按压、通气的时间中进行。

（3）按压与呼吸比为30∶2。

（4）观察复苏的有效指征：颈动脉搏动、自主呼吸、意识、瞳孔、面色的变化。

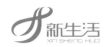

病房内急救	→	照护师在病房内发现患者意识突然丧失，或者心电监护仪呈现一条直线，应立即呼叫医生及护士进行抢救，并准备好木板或者按压板协助救护
病房外抢救	→	照护师在病房外发现患者意识突然丧失，应立即进行抢救，同时呼叫旁人协助
评估周围环境安全	→	照护师施救前，先确保环境安全。如患者触电，应先切断电源后再施救
判断意识	→	照护师双手轻拍患者肩部，并在患者两侧耳边大声呼叫"你怎么啦？"如无反应，可判断其无意识
立即呼救	→	求助他人拨打急救电话和寻找就近的自动体外除颤仪（AED）
判断呼吸脉搏	→	解开患者衣扣，判断颈动脉搏动，右手食指、中指并拢，沿患者的气管纵向滑行至喉结处，旁开2cm处停顿触摸搏动，同时通过胸廓是否起伏判断当前是否有呼吸，计时5～10秒
摆放体位	→	仰卧位于硬板床或地上，处于复苏体位
胸外心脏按压	→	（1）手掌叠加按压者胸骨中、下1/3交界处（两乳头连线的中点与胸骨的交点处），手指翘起不接触胸壁。 （2）双肘关节伸直，依靠操作者的体重、肘及臂力有节律地垂直施加压力，使成人患者胸骨下陷5～6cm，儿童5cm，婴幼儿4cm，然后迅速放松，手掌不离开胸骨；以100～120次/分的速度连续按压30次
开放气道	→	（1）应先检查头颈部有无损伤，检查口鼻腔有无异物，取出活动性假牙；如口鼻腔有异物，则清除口鼻腔分泌物。 （2）若头颈部无损伤采用仰额举颌法，若怀疑头颈部有损伤则采用托下颌法开放气道
口对口人工呼吸2次	→	（1）压前额手的拇指和食指捏住患者鼻孔，口唇盖着纱布。 （2）吸气后，双唇包住患者的口唇，用力吹气，吹气时间为一秒，使胸廓扩张。 （3）吹气毕，松开捏鼻孔的手，抢救者头稍抬起，侧转换气，查看胸廓是否起伏。 （4）按同样方法再次吹气，共吹气2次
评估效果	→	按照胸外按压与人工呼吸比例30∶2，进行5个循环，观察意识、心跳、呼吸等是否恢复。如无恢复，继续心肺复苏，并等待救援

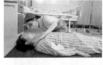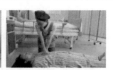
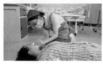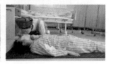

图 8-3　徒手心肺复苏操作步骤

参考文献

［1］北京大学第一医院，国家卫生健康委医院管理研究所，中国疾病预防控制中心，等．医务人员手卫生规范：WS/T 313-2009［S］．中华人民共和国国家卫生健康委员会，2019.

［2］北京大学第一医院，首都医科大学附属北京天坛医院，卫生部医院管理研究所，等．医院隔离技术规范：WS/T311-2009［S］．国家卫生和计划生育委员会（原中华人民共和国卫生部），2009.

［3］高云，黄守勤．医疗护理员照护教程［M］．北京：化学工业出版社，2021.

［4］国家市场监督管理总局，国家标准化管理委员会．紫外线消毒器卫生要求：GB 28235-2020［S］．国家卫生健康委员会（原中华人民共和国卫生部），2020.

［5］国务院联防联控机制综合组．新型冠状病毒感染防控方案（第十版）［Z］．2023.

［6］国务院应对新型冠状病毒肺炎联防联控机制综合组．新型冠状病毒感染防控方案（第九版）［Z］．2022.

［7］杭州市疾病预防控制中心，浙江大学医学院附属第二医院，北京大学人民医院，等．医疗机构环境表面清洁与消毒管理规范：WS/T512-2016［S］．中华人民共和国国家卫生健康委员会（原中华人民共和国国家卫生和计划生育委员会），2016.

［8］霍春暖，刘哲扬．医养照护实用技能［M］．北京：北京卫人伟业国际医药研究中心，2018.

［9］贾红红．养老护理员培训教程［M］．北京：人民卫生出版社，2017.

［10］李小寒，尚少梅．基础护理学（第七版）［M］．北京：人民卫生出版

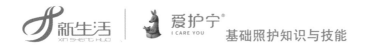
社，2022.

　　[11] 刘云．医疗护理员操作技能实践手册［M］．南京：东南大学出版社，2019.

　　[12] 吕丽芳，石美霞．初级医疗护理员培训课程内容的初步构建［J］．护理研究，2019，33（24）：4227-4231.

　　[13] 单伟颖，郭飚．老年人常用照护技术［M］．北京：人民卫生出版社，2022.

　　[14] 万梦萍，匡仲潇．护工7版［M］．北京：中国劳动社会保障出版社，2019.

　　[15] 王爱平，孙永新．医疗护理员培训教程［M］．北京：人民卫生出版社，2020.

　　[16] 王君．病患陪护11版［M］．北京：中国劳动社会保障出版社，2021.

　　[17] 辛胜利，霍春暖，屠其雷．养老护理员［M］．北京：中国人力资源和社会保障出版集团，2022.

　　[18] 薛平，石美霞，吕丽芳，等．医疗护理员标准培训体系的构建与实施［J］．护理研究，2018，32（24）：3936-3938.

　　[19] 张洪君，尚少梅，金晓燕．常用基础护理技能操作［M］．北京：北京大学医学出版社，2018.

　　[20] 浙江省疾病预防控制中心，北京市疾病预防控制中心，中国疾病预防控制中心等．医院消毒卫生标准：GB 15982-2012［S］．国家卫生健康委员会（原中华人民共和国卫生部），2012.

　　[21] 中国疾病预防控制中心病毒病预防控制所，中国疾病预防控制中心，中国医学科学院病原生物学研究所等．病原微生物实验室生物安全标识：WS589-2018［S］．中华人民共和国国家卫生健康委员会（原中华人民共和国国家卫生和计划生育委员会），2018.

　　[22] 中国就业培训技术指导中心，人力资源和社会保障部社会保障能力建设中心．养老护理员（初级8版）［M］．北京：中国劳动社会保障出版社，2015.

　　[23] 中华护理学会．医院护理员培训指导手册3版［M］．北京：人民卫生出版社，2019.

　　[24] 中华人民共和国国务院．医疗废物管理条例［Z］．2011.

附录　广西新生活公司及各品牌介绍

一、广西新生活公司·母品牌

广西新生活后勤服务管理股份有限公司（以下简称广西新生活公司）成立于 2002 年，以坚持长期主义、成为长青企业为愿景，致力于做城市文明建设者、努力提升员工的幸福感为使命，以标准化、规范化、专业化的后勤服务保障为医院、学校、企事业单位提供智慧化现代综合管理服务。

2015 年，广西新生活后勤服务管理股份有限公司挂牌新三板资本市场，证券简称"新生活"，股票代码"834781"。2023 年，广西新生活公司正式更名为广西新生活医养健康服务股份有限公司，以"三度新生活"舒心物业、"爱护宁"专业照护和"刚刚好你在"健康餐饮等品牌的创新领航，全面聚焦医养健康事业发展，同时自主办学建立"爱护宁"培训学校，为行业输送优秀人才。

栉风沐雨，向阳而生。广西新生活公司一直坚持履行社会责任，践行"怀大爱心，做小事情"的公司精神，秉承爱心、耐心与良心，为用户提供优质服务，创新管理，稳健发展，已成为现代服务业冉冉升起的璀璨新星！

二、三度新生活·物业品牌

物业版块是新生活公司成长发展的基石，秉承"怀大爱心，做小事情"公司精神，在"爱与成长"价值观驱动下经过 20 余年的沉淀与发展，从"本我思维"，即专注于自身的优势和理念，迭代升级为"用户思维"，即以用户的需求为中心，衍生出以"温度、态度、速度"为服务原则的"三度新生活"专业物业服务品牌。"三度新生活"以勤劳小蜜蜂为产品形象，为用户提供专业且温暖的品牌体验，创造省心、安心、舒心的服务价值。

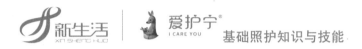

三、刚刚好 你在·美食分享品牌

"刚刚好 你在"品牌诞生于 2015 年，是新生活细分的美食分享品牌。秉持阳光向上、感恩热爱生活的态度，以"年轻、健康、刚刚好"为品牌理念，传承、发扬健康美食文化，分享一份对美好生活的追求和珍惜"知足常乐"小确幸的幸福体会。

"刚刚好 你在"以线上优选产品+线下平台研发+连锁发展模式的创新业态，打造沉浸式体验轻奢餐饮，分享品牌咖啡、特色螺蛳粉、健康元气代餐等产品，为紧张忙碌的职场精英营造一方安静的休憩空间，给纷扰疲惫的身心带来悄无声息的治愈与抚慰。

四、爱护宁·照护品牌

"爱护宁"品牌诞生于 2019 年，是新生活细分的专业子品牌，以"照顾好您和家人，让您奋斗无忧""您需要，我就在"为品牌理念，将"袋鼠妈妈"作为产品形象，业务定位医院专业生活照护服务及医养健康服务平台打造，以"满足服务对象全生命周期的服务需求"为目标追求，为用户提供贴心、温厚的亲情照护服务。

五、新生活餐饮·餐饮品牌

2009 年，广西新生活餐饮管理有限公司成立，是一家致力于拓耕团膳领域的专业餐饮企业，以"健康饮食"为己任，致力于打造安全、味美、营养、实惠的饮食，全面推行健康管理、健康食品、健康团队、健康文化。该品牌在"良心餐饮，匠心制造"的服务宗旨驱动下立足承诺"以食为本，暖心暖胃""餐餐陪伴，一生温暖"的品牌追求，创立了"新生活中央厨房""新生活食药同园"两大子品牌。